■ 옮긴이(가나다 순)

고태성 대원대학 물리치료과 교수

김 경 대구대학교 물리치료학과 교수

김성중 강원대학교 물리치료학과 교수

김성현 러스크 분당병원 재활의학과 과장

김용권 한국국제대학교 물리치료학과 교수

송명수 원광보건대학 물리치료과 교수

안창식 을지대학교 물리치료학과 교수

엄기매 여주대학 물리치료과 교수

이주상 한림성심대학 물리치료과 교수

정대인 광주보건대학 물리치료과 교수

채정병 마산대학 물리치료과 교수

역자 서문

이 책은 모두 8장으로 구성되어 있으며 호흡음의 청진 및 질환별 이학적 검사 등 침상에서 시행할 수 있는 호흡기 평가 방법을 시작으로 혈액검사, 가슴 X-ray, 심전도 소견까지도 간결하게 설명하고 있다. 또한 산소 투여 및 흡입기 등의 기구 사용의 적응증, 사용방법 등도 비교적 자세하게 표를 통해 설명하며, 기도 확보 및 중증 호흡기 질환자의 관리, 인공호흡기, 호흡기 관련 약제까지 간결하면서도 방대한 내용을 포함하고 있다. 학교에서 뿐만 아니라 임상 현장에서 참고하기 쉽도록 구성되어 있어 물리치료사 뿐만 아니라 작업치료사, 간호사, 의사, 학생 모두에게 도움이 되리라 믿는다.

마지막으로 이 책이 나올 수 있도록 도와주신 박병조 사장님과 영문출판사 직원 여러분께 감사의 말을 전한다.

2011년 1월　역자 일동

항상 곁에 두고 찾아보는...

호흡물리치료학의 핵심노트

호흡 치료사의 포켓 가이드

역자 김성현 외

Respiratory Notes

Respiratory Therapist's Pocket Guide

Gary C. White

- 미국 호흡기 학회 임상 지침에 근거한 알고리즘
- 빠르고 핵심적인 리뷰
- 간결한 그림 및 표
- 침상에서 자료 수집을 위한 주요 양식
- 가정 관리 의뢰 지침
- 심전도 해석
- 전문심장소생술 알고리즘
- 포켓용 사이즈
- 빠른 약물 조회

영 문 출 판 사

호흡물리치료학의 핵심노트

호흡 치료사의 포켓 가이드

역자 김 성 현 외

Respiratory Notes

Respiratory Therapist's Pocket Guide

Gary c. White, MEd, RRT, RPFT

영 문 출 판 사

Respiratory Notes

Respiratory Therapist's Pocket Guide

by Gary C. White, MEd, RRT, RPFT

호흡물리치료학의 핵심노트

호흡 치료사의 포켓 가이드

2011년 2월 21일 초판인쇄
2011년 2월 25일 초판발행

지은이 : Gary C. White, MEd, RRT, RPFT
옮긴이 : 김 성 현 외
발행인 : 박 병 조
발행처 : 도서출판 영문출판사
등 록 : 1987년 12월 21일 제2-419호
주 소 : 서울시 강남구 삼성동 69-1
전 화 : (02)514-5590, 776-5590
팩 스 : (02)756-8943
E-mail : yeongmunsa@empal.com
정 가 : 18 ,000 원
ISBN 978-89-7224-244-4 93510

목 차

격리 분류

격리 분류	환자 위치	장갑 및 가운	호흡기 보호	환자 이송
비말 (droplet)	격리 병실. 나음 환자도 같은 균주를 지닌 경우에는 합실 가능	항상 장갑과 가운을 착용	수술 마스크	환자는 이송 도중에 마스크를 착용해야 함
대기 (airborne)	격리 병실 (음압으로 시간당 6~12번 공기 교환), 다음 환자도 같은 균주를 지닌 경우에는 합실 가능	항상 장갑과 가운을 착용	HEPA 마스크	이송 도중에 환자는 HEPA 마스크를 착용해야 함
접촉 (contact)	격리 병실. 다음 환자도 같은 균주를 지닌 경우에는 합실 가능	환자 접촉 시 장갑을 착용. 환자, 오염된 장비 또는 오염된 환경과 접촉 예상 시 가운 착용	마스크는 필요없음	이송 도중에 환자에 의한 접촉 전염을 최소화하도록 함

연령에 따른 고려사항

연령군	공포/불안	음성 전략	감각	운동 기술	인지력	특수 고려사항
영아 (infants)	타인에 대한 불안, 부모로부터의 분리에 대한 공포	낮고 부드럽고 차분한 목소리로 이야기함	시끄러운 소음은 영아를 놀라게 함	대운동 기술	최소	아무도 없는 상태로 자리를 비우지 않음; 아기용 침대의 난간을 항상 올림. 머리 및 목을 보조하여 기도를 보호함.
유아 (toddlers)	부모로부터 분리에 대한 공포	구체적인 음성을 통한 의사소통 전략을 사용	감각이 예민함	소운동 기술이 발달하기 시작함	말하는 것보다 많은 것을 이해함	주의깊은 관찰을 요함. 질식 위험이 있는 작은 물체를 놓지 않음

(다음 페이지에 계속)

연령에 따른 고려사항 (계속)

연령군	공포/불안	음성 전략	감각	운동 기술	인지력	특수 고려사항
소아 (Child)	분리, 시망, 장애, 부상, 통증	구체적인 음성을 통한 의사소통 전략을 사용	감각이 예민함	운동 기술이 발달함	이해를 더욱 잘 하게 되므로 치료가 왜 도움을 주는지를 설명함.	침대 근처에 날카롭거나 위험성이 있는 물건을 놓지 않음, 사생활이 더욱 중요해짐
청소년 (Adolescent)	당황, 자기 통제 소실, 의식 소실, 외모/기능의 변화, 동료들로부터의 분리.	설명을 더욱 철저하게 함	감각이 예민함	운동 기술이 발달함	추상적 사고가 가능해짐	사생활이 매우 중요함. 건강에 관련된 의사결정시 표현 및 참여를 독려

(다음 페이지에 계속)

연령에 따른 고려사항 *(계속)*

연령군	공포/불안	음성 전략	감각	운동 기술	인지력	특수 고려사항
성인 (adult)	자기 통제 소실, 의식 소실, 외모/기능의 변화, 배우자로부터의 분리	설명을 더욱 철저하게 함. 환자를 건강에 관련된 의사결정 시 참여시킴	청각, 미각 및 시각이 쇠퇴할 수 있음	반사가 느려지고 균형 및 협응동작이 쇠퇴할 수 있음	추상적 사고를 지님.	환자 치료에 영향을 주는 가치를 인지. 참을성이 감소할 수 있음. 독립성을 키우고 스스로 개인위생을 하도록 독려.
노인 (Geriatric)	자기 통제 소실, 의식 소실, 외모/기능의 변화, 배우자로부터의 분리, 사망	설명을 더욱 철저하게 함. 환자를 건강에 관련된 의사결정 시 참여시킴.	청각, 미각 및 시각이 쇠퇴할 수 있음 (백내장, 황반변성 등).	관절이 뻣뻣해지고 이동성이 감소함. 균형이 더욱 저하될 수 있음.	추상적 사고를 지냄. 치매 또는 다른 정신기능 감소가 나타날 수 있음.	환자의 피부가 더욱 약해짐. 연하곤란을 보일 수 있음. 환자가 의사 결정에 참여해야 함.

문화적 다양성

특징	흑인	아랍계 미국인
눈 맞추기	신뢰를 형성하고 존경심을 표시	여성은 남성 및 외부인과 눈 맞추기를 피할 수 있음.
접촉	일반적으로 치료 목적의 접촉은 허용. 신뢰 형성이 우선	동성간에는 일반적으로 허용하나 이성간에는 허용되지 않음
성별 차이	의사결정에 대한 책임은 교육 수준 및 사회경제적인 지위에 따라 다름	대부분의 의사 결정은 남성이 함. 일상생활 관리는 여성이 담당
종교 및 영성	침례교 및 다른 개신교 종파에 속함; 이슬람교	이슬람교 (대개 수니 종파), 개신교, 그리스정교 또는 다른 기독교도 있음
혈액/장기 기증	여호와의 증인인 경우는 수혈 거부함. 혈액 및 장기 기증에도 반대	신체 훼손 (부검) 또는 장기 기증은 거부할 수 있음. 일부는 사회 공헌 차원에서 장기 기증할 수 있음
식사 및 영양	일반적으로 종교적 믿음에 의해 제한되지 않는한 제한없음 (이슬람교도는 돼지고기를 안 먹음)	대부분의 이스람교도는 돼지고기를 안 먹음. 아플 때는 찬 음료 또는 차거나 뜨거운 음료를 피함
사망/출산	장기기증에 거부 반응. 사망은 인종, 종교 및 사회경제적인 경계를 넘어선 보편적인 경험임.	포경은 영아에서 해를 끼친다고 믿음
기타	침묵은 보호자를 신뢰하지 않는다는 것을 시시함	가족 구성원이 간호를 할 때 휴식을 하도록 권고할 필요가 있음

(다음 페이지에 계속)

문화적 다양성 *(계속)*

특징	보스니아계 미국인	원주민
눈 맞추기	대화도중 눈을 정면으로 쳐다보다는 것은 정직 및 솔직함을 나타냄	대화도중 눈 맞추기를 유지하는 것이 중요함
접촉	악수는 괜찮음. 엄격한 이슬람교도는 남자 간호사가 여성을 검사하는 것을 허용하지 않음	가볍게 악수하는 것은 괜찮음. 환자 진료시 적정 거리를 유지
성별 차이	전통적으로 가부장적인 가족 구조	국가마다 다름
종교 및 영성	대부분은 이슬람교 또는 기독교이며 일부는 유태교임	전통 원주민 종교이거나 기독교임
혈액/장기 기증	장기기증 및 혈액 제제를 투여받는 것은 허용됨	혈액 및 장기 기증은 일반적으로 원하지 않지만 공개적으로 논의할 수는 있음
식사 및 영양	이슬람교는 돼지고기를 금함. 약물에는 알콜이 포함되어서는 안 됨(역시 이슬람교에서 금지함)	종교적/영성적인 믿음에 따라 제한이 다름
사망/출산	다수의 방문자들은 올 수 있음. 화장은 허용안 됨. 출산 시 여성만 들어오기를 원할 수 있음	삶의 모든 단계에서 모든 가족 구성원이 참여함. 포경은 거부됨
기타	지속적으로 삶을 도와주는 것은 허용되지 않음. 대부분은 메디케이드(저소득자, 신체장애 대상의 의료 보조 제도)를 받는 것을 수치스럽게 생각함	노인들은 "원주민" 보다는 "인디언"의 사용을 선호할 수 있음

(다음 페이지에 계속)

문화적 다양성 *(계속)*

특징	히스패닉계 미국인	러시아계 미국인
눈 맞추기	권위자들(의료진 포함)과 눈을 직접 맞추는 것을 피할 수 있음	직접적인 눈 맞추기는 괜찮음. 고개를 끄덕이는 것은 찬성을 의미함.
접촉	악수외의 접촉은 결례로 생각함	친분 또는 우정 관계가 형성되면 접촉은 괜찮음
성별 차이	전체 가족이 의사 결정에 동일하게	남성과 여성 양쪽의 의사 결정을 공유함 영향을 끼침
종교 및 영성	주 종교는 로마 가톨릭임	주 종교는 유태교, 동방정교 및 기독교임. 과거 탄압으로 인해 다수는 종교 활동을 하지 않음
혈액/장기 기증	다양함; 자기 기증에 반대할 수 있음	신체는 신성하다는 믿음에 근거하여 장기 기증에 반대할 수 있음
식사 및 영양	가톨릭은 금요일 및 사순절 동안에는 고기를 먹지 않을 수 있음	얼음을 넣은 음료는 제공되지 않음
사망/출산	분만 시 강한 가족 지지. 대부분은 사별 시 매우 표현적임	아버지는 출산 시 참석하지 않지만 가까운 여성 가족구성원이 대개 참석함
기타	침묵은 종종 치료 계획에 동의하지 않는 것을 시사하기도 함	가능하면 통역을 사용해야 함

체중, 체온 및 신장 변환

체중		체온		신장		
파운드 (Lb)	킬로그램 (Kg)	화씨 (°F)	섭씨 (℃)	센티미터 (cm)	인치 (Inches)	피트 및 인치 (feet and Inches)
300	136.4	212	100	142	56	4′ 8′′
275	125.0	108	42.2	145	57	4′ 9′′
250	113.6	107	41.6	147	58	4′ 10′′
225	102.3	106	41.1	150	59	4′ 11′′
210	98.5	105	40.6	152	60	5′ 0′′
200	90.9	104	40.0	155	61	5′ 1′′
190	86.4	103	39.4	157	62	5′ 2′′
180	81.8	102	38.9	160	63	5′ 3′′
170	77.3	101	38.3	163	64	5′ 4′′
160	72.7	100	37.8	165	65	5′ 5′′
150	68.2	99	37.2	168	66	5′ 6′′
140	63.6	98.6	37.0	170	67	5′ 7′′
130	59.1	98	36.7	173	68	5′ 8′′
120	54.5	97	36.7	175	69	5′ 9′′
110	50.0	96	35.6	178	70	5′ 10′′
100	45.5	95	35.0	180	71	5′ 11′′
90	40.9	94	34.4	183	72	6′ 0′′
80	36.4	93	34.0	185	73	6′ 1′′
70	31.8	92	33.3	188	74	6′ 2′′
60	27.3	91	32.8	191	75	6′ 3′′
50	22.7	90	32.1	193	76	6′ 4′′
40	18.2	89	31.7	196	77	6′ 5′′
30	12.6	88	31.1	198	78	6′ 6′′
20	9.1	87	30.6	201	79	6′ 7′′
10	4.5	86	30.0	203	80	6′ 8′′

(다음 페이지에 계속)

체중, 체온 및 신장 변환 *(계속)*

체중		체온		신장		
파운드 (Lb)	킬로그램 (Kg)	화씨 (℉)	섭씨 (℃)	센티미터 (㎝)	인치 (Inches)	피트 및 인치 (feet and Inches)
5	2.3	85	29.4	206	81	6′ 9′′
2.2	1	75	23.9	208	82	6′ 10′′
2	0.9	74	23.3			
1	0.45	73	22.8			
		72	22.2			
		71	21.7			
		70	21.1			
		69	20.6			
		68	19.9			
		32	0.0			

Lb = Kg × 2.2 Lb/Kg

Kg = Lb × 0.45 Kg/Lb

$$°F = \left(°C \times \frac{9}{5}\right) + 32$$

$$°C = (°F - 32)\frac{5}{9}$$

inches = cm × 0.394 inches/cm

cm = inches × 2.54 cm/inch

압력 변환 (60°F)

cmH_2O	mmHg	KPa
5	3.68	0.49
10	7.35	0.98
15	11.03	1.47
20	14.71	1.96
25	18.38	2.45
30	22.06	2.94
35	25.74	3.43

(다음 페이지에 계속)

압력 변환 (60°F) *(계속)*

cmH_2O	mmHg	KPa
40	29.41	3.92
45	33.09	4.41
50	36.76	4.90
55	40.44	5.39
60	44.11	5.88
65	47.79	6.37
70	51.47	6.86
75	55.15	7.35
80	58.82	7.84
85	62.5	8.33
90	66.17	8.82
95	69.85	9.31
100	73.53	9.80

1 cmH_2O = 0.098 KPa 1 KPa = 10.21 cmH_2O

1 mmHg = 1.36 cmH_2O 1 cmH_2O = 0.737 mmHg

ATPS = BTPS **ATPS = STPD**

$$\mathbf{BTPS} = \mathbf{ATPS} \times \left(\frac{P_B - P_{H_2O}}{P_B - 47}\right)\left(\frac{310}{273 + T}\right)$$

$$\mathbf{STPD} = \mathbf{ATPS} \times \left(\frac{P_B - P_{H_2O}}{760}\right)\left(\frac{273}{273 + T}\right)$$

PB = Barometric pressure (기압계 압력)

P_{H_2O} = Partial pressure of H_2O at spirometer temperature (폐활량계 온도에서의 H_2O 분압)

47 = Partial pressure of H_2O at body temperature and pressure saturated (체온 및 포화압력에서의 H_2O 분압)

310 = Body temperature in Kelvin (켈빈으로 환산한 체온)

T = Spirometer temperature (℃) (폐활량계 온도)

환자 인터뷰

목적

환자 인터뷰는 환자의 현병력에 관한 주관적인 정보를 얻고 환자와의 전문적인 신뢰관계를 형성하도록 한다.

인터뷰의 구조

환자에게 진실된 관심을 보인다.

- 환자의 걱정에 민감하게 반응한다.
- 환자 및 환자의 반응에 지속적으로 주의를 기울인다.
- 눈 맞추기를 효과적으로 한다.

소개

- 전문가처럼 한다(옷입기, 매너, 존중 등).
- 성을 사용하여 자신을 환자에게 소개한다 (스미스씨 저는 호흡 치료실의 미쎄스 란커스입니다).
- 눈을 맞춘다.

전문성

- 환자 옆에 앉아 얼굴을 보면서 인터뷰를 시행한다.
- 환자는 똑바로 앉아서 당신의 눈 높이보다 높도록 한다.

사생활 보호

- 환자의 신념과 태도를 존중한다.
- 개방형 질문을 사용한다(오늘 아침에 숨 쉬는게 어땠는지 말해주세요).
- 대답하면서 의견을 말한다(그래서 당신 가슴이 조이는 느낌이 들었군요).
- 공감한다.

문진

인적사항

- 나이, 성별, 직업, 인종/문화

주 증상

- 병원에 온 이유가 무엇인가?
- 병원에 오게 된 증상이 무엇인가?
- 연관 증상이 있는가? (발한/오한, 발열, 기침 등)
- 발병시기, 기간, 증상 정도?

현 병력

- 주 증상에 기술된 각 증상에 대한 상세한 기술
- P, Q, R, S, T
  - P (Provokes/Point 유발/중요 사항): 무엇이 유발하는지, 무엇이 나아지게 하는지, 어느 부위인지?
  - Q (Quality 양상): 둔함, 얼마나 심한지, 어떻게 보이는지, 어떻게 느끼는지?
  - R (Region/Radiation 부위/전이): 어디로 전이되거나 퍼지는가?
  - S (Severity 정도): Lichert 척도 1(통증 없음)에서 10(극심한 통증)
  - T (Timing 시기): 언제 시작되었는가? 지속적인가? 갑작스러운가 아니면 점진적인가?

이전 병력

- 소아기 질병
- 입원력 (부상, 사고, 응급 상황 등)
- 수술 (예정, 응급 등)
- 알레르기, 예방접종
- 현 복용 약제 (처방 및 비처방)
- 사회력
  - 흡연 : 얼마 동안? 어떤 종류? (궐련, 시가, 파이프 담배 등) 끊었는가? 얼마 동안 끊었는가?
  - 알콜 : 얼마 동안? 어떤 종류? (증류주, 와인, 맥주), 얼마나 자주? 얼마나 많이? 얼마 동안?
  - 약물 사용 : 어떤 종류? 얼마나 자주? 얼마 동안?

■ 가족력

- 만성폐질환(천식, 폐공기증, 기관지염, 낭성섬유증)에 대한 가족력?
- 심질환에 대한 가족력?
- 고혈압에 대한 가족력?
- 신질환에 대한 가족력?
- 암에 대한 가족력?

■ 직업/환경력

- 직장: 조선소, 탄광, 농장, 주조, 제분소, 단열 설치, 용접, 화학약품 노출, 섬유 산업 등
- 가정: 에어컨, 기화냉각, 가습기, 곰팡이, 단열, 식물, 흡연, 목제 난로 사용
- 지역적: 히스토플라즈마증, 콕시디오이데스진균증, 분아균증

생체 징후

생체 징후

입원 시 지시된 대로 생체 징후를 평가한다; 가슴통증 또는 이상감각 등의 상태 변화가 있을 때; 혈액제재나 심혈관 또는 호흡기 변화를 초래할 수 있는 약제를 투여하기 전과 후; 심혈관 또는 호흡기에 영향을 줄 수 있는 처치를 하기 전과 후

생체 징후는 체온(T), 심박동수(HR), 호흡수(RR), 혈압(BP), 동맥혈산소포화도(SpO_2) 및 통증 정도를 포함한다.

정상 범위

연령	조산아	만삭아	6개월	1세	3세	6세	9세	12세	15세	성인	노인
체온	36.8	36.8	37.7	37.7	37.7	37	37	37	37	37	36
심박동수	140	80-180	80-140	80-140	80-140	75-120	50-90	50-90	50-90	60-100	60-100
호흡수	40-60	30-80	30-60	20-40	20-40	15-25	15-25	15-24	15-20	12-20	15-20
혈압	73/55	73/55	73/55	90/55	90/55	95/57	95/57	120/80	120/80	120/80	120/80
동맥혈산소포화도	>95%	>95%	>95%	>95%	>95%	>95%	>95%	>95%	>95%	>95%	>95%

머리 및 목 평가

- 머리 – 얼굴 표정, 청색증, 입술 오므리고 숨쉬기, 코벌렁임, 눈 (동공 크기 및 반응)?
- 목 – 목정맥 확장, 보조근 사용, 기관 위치, 림프절 촉진?

가슴 이학적 검사

시진

- 호흡수 : 정상, 빠른 호흡, 느린 호흡?
- 리듬 : 규칙적, 불규칙적?
- 패턴 : 정상 호흡, 과호흡, 저호흡, 쿠스마울호흡(Kussmaul' s breathing), 체인–스토크스호흡(Cheyne–Stokes breathing), 비오호흡 (Biot' s breathing)
- 가슴 형태:전후 직경, 척주뒤굽음증, 척주옆굽증, 척주앞굽음증, 척주뒤옆굽음증, 오목가슴?
- 수지 곤봉?

환기 패턴(Ventilatory patterns)

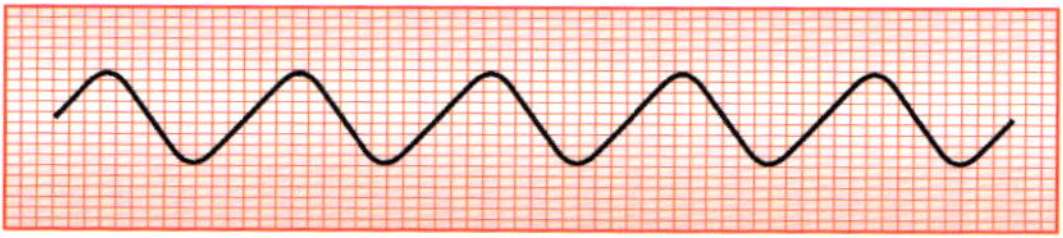

정상(정상 호흡)

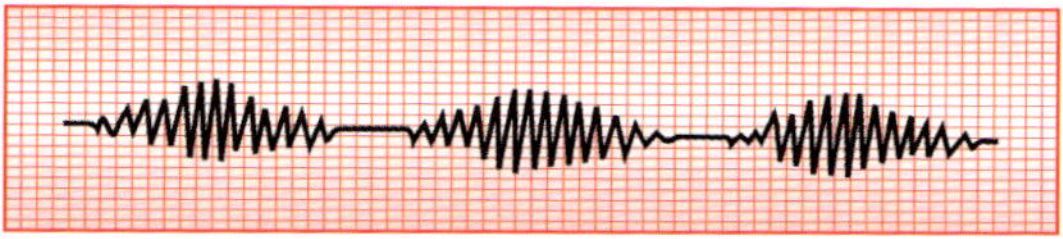

체인-스토크스(Cheyne-Stokes)

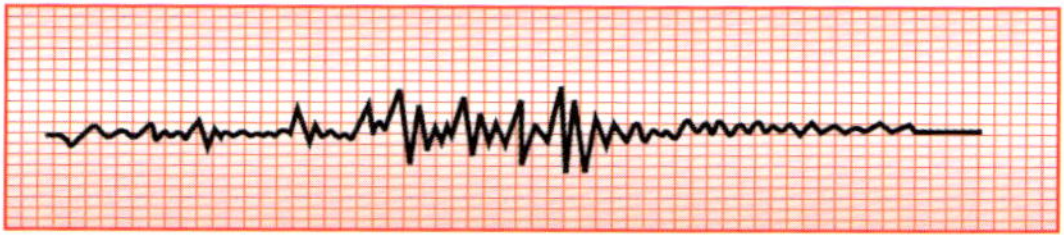

비오(Biot's)

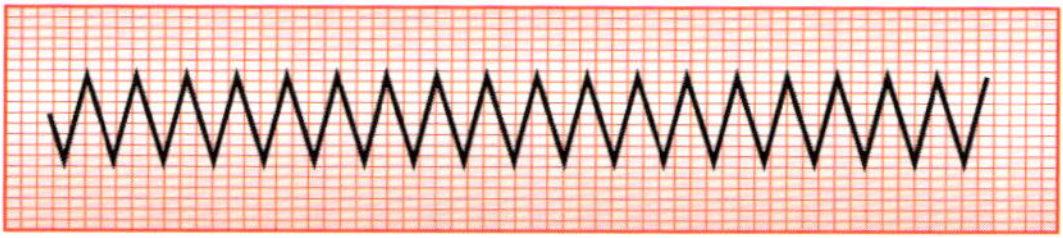

쿠스마울(Kussmaul's)

촉지

- 기관 위치: 정중앙, 우측 또는 좌측으로 편향?
- 압통 부위?
- 대칭성: 손이 균일하게 움직이는가?
- 진동 촉감: 존재 또는 부재?
- 피부밑공기증의 존재?

가슴 대칭성의 평가(Assessment of chest symmetry)

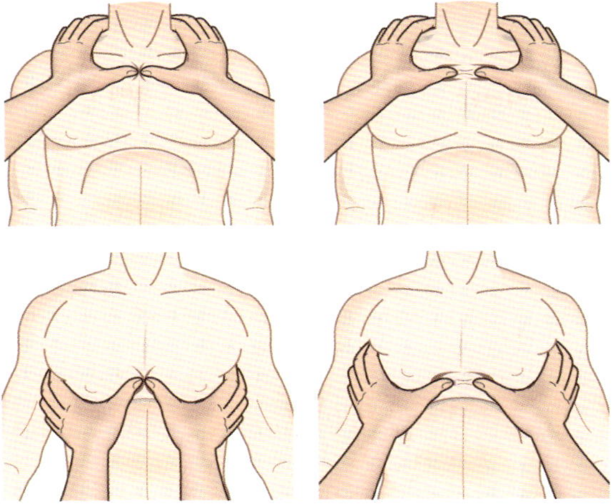

전방(anterior)

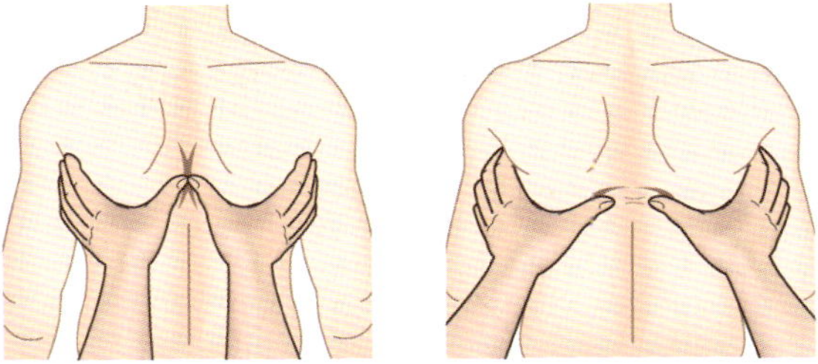

후방(posterior)

타진

- 과다공명: 공기 걸림? 공기가슴증?
- 공명: 정상 공기/조직 밀도?
- 둔탁음: 결절? 무기폐? 가슴막삼출액?
- 탁음: 가슴막 삼출? 폐절제술?

청진

- **폐포호흡음(Vesicular)**: 저음의 부드러운 소리로 들숨이 날숨보다 김. 대부분의 폐야에서 정상.
- **기관지호흡음(Bronchial)**:거칠고 시끄러운 고음으로 날숨이 들숨보다 김. 복장뼈자루에서는 정상.
- **기관지폐포호흡음(Bronchovesicular)**: 중등도 강도 및 음높이로 들숨 및 날숨이 동일함. 복장뼈자루 및 폐꼭대기에서 청진.
- **거품소리(Crackles)**: 비연속적이고(들렸다 멈췄다함) 미세하거나, 중간, 또는 거침(들숨 또는 날숨). 폐포 개방(미세함), 세기관지액 (중간), 큰 기도의 체액(거침)에 의해 야기될 수 있음.
- **쌕쌕거림(Wheezes)**: 연속적인 "음악적" 소리(들숨 또는 날숨). 좁아진 기도 내강으로 공기가 통과하면서 유발됨. 쌕쌕거림은 좁아진 내강이 매우 작을 경우 고음을 지님. 들숨, 날숨, 단선율(단일 음조), 다선율(여러 가지 음조)로 기술되어야 함. 다선율 쌕쌕거림은 날숨시 발생함.
- **삑삑거림(Rhonchi)**: 거칠고 저음의 연속적인 소리로 기도내 다량의 분비물로 인해 발생함. 삑삑거림은 기침을 하는 경우 소실될 수 있음.
- **마찰음(Rub)**: 삐걱거리거나 부드득거리는 소리(가죽을 비비는 것과 유사). 가슴막층의 염증 또는 가슴막 자극에 의해 야기됨.

가슴 청진에 사용되는 위치(Positions used in chest auscultation)

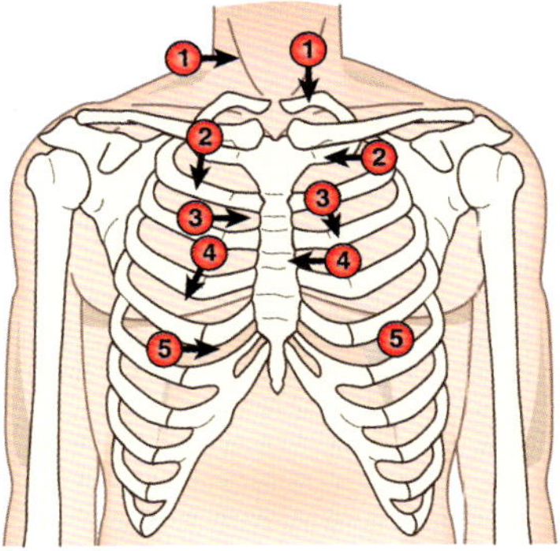

전방(anterior)

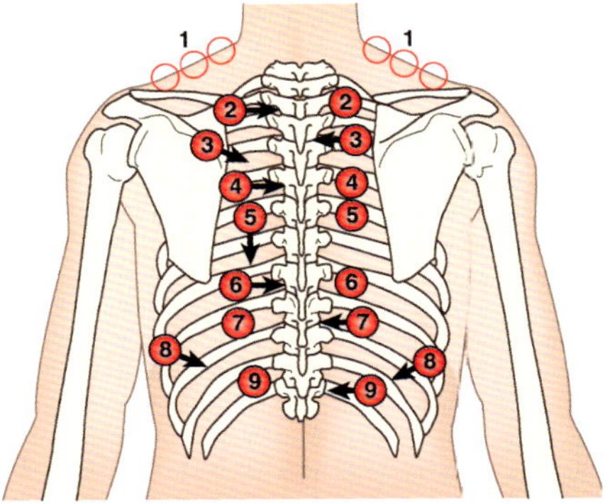

후방(posterior)

가래/기침

- 기침 – 기간(급성<3주, 만성>3주 또는 재발성), 습성 기침, 마른기침, 발생 시기?
- 가래 – 양 (<30 ml/일, >30 ml/일), 색깔, 점성, 냄새, 객혈?

환기 평가

- V_E, V_T 및 빈도
  - 1분 호흡량 (V_E) – 1분 동안 내쉬거나 들이쉬는 용적
    - 정상: 5–7 L/분 (성인)
  - 일회호흡량 (V_T) – 각 호흡 시 내쉬거나 들이쉬는 안정 시 용적
    - 정상: 4–7 mL/kg
  - 빈도 (호흡수) – 일분당 호흡수

    정상치:
    - 만삭 영아 : 30–80
    - 6개월 : 30–60
    - 소아 : 20–40
    - 청소년 : 15–25
    - 성인 : 12–20
- 빠르고 얕은 호흡 지표(Rapid Shallow Breathing Index; RSBI) [호흡수/일회호흡량 (L)]
  - 정상: <100
- $PaCO_2$ (이산화탄소 분압)
  - 정상 : 35–45 mmHg
- $P_{Et}CO_2$ (날숨끝 이산화탄소 분압)
  - 정상 : 35–43 mmHg
- 사강 ($V_{D\ ana}$, V_D/V_T)
  - 해부학적: 정상 1 ml/Lb 체중

    $$V_D = 1\ mL \times 체중\ (Lb, 파운드)$$
  - V_D/V_T : 정상 0.25–0.35

    $$V_D/V_T = \frac{PaCO_2 - P_ECO_2}{PaCO_2}$$
- 폐포환기

  $$V_A = (V_D/V_T \times V_T)f$$

산소공급 평가

폐포 공기	$P_AO_2 = F_IO_2(P_B - 47\ mmHg) - \frac{PaCO_2}{0.8}$ 주의: F_IO_2가 0.21 또는 1.0에서만 계산한다.
산소 함유량	$CaO_2 = SaO_2(Hb \times 1.34) + (PaO_2 \times 0.003)$ 정상 : 15–24 mL/dL PaO_2 : 80–100 mmHg S_PO_2 : >90%
산소 공급	$DO_2 = Q_T \times (CaO_2 \times 10)$ 정상 : 1000 mL/min
정맥혈 산소 함유량	$SvO_2\ (Hb \times 1.34) + (PvO_2 \times 0.003)$ 정상: 12–15 mL/dL
동정맥혈 산소 함량차	$CaO_2 - CvO_2$ 정상 : 4–6 mL/dL PaO_2 / F_IO_2 정상 : >200 PaO_2 / P_AO_2 정상 : 0.8–0.9
산소 소모	$VO_2 = Q_T(Ca{-}vO_2 \times 10)$ 정상 : 250 mL/min
산소 섭취율	$O_2ER = \frac{CaO_2 - CvO_2}{CaO_2}$ 정상 : 0.25
말단 모세혈관 산소 함유량	$CcO_2 = (Hb \times 1.34) + (P_AO_2 \times 0.003)$
폐단락	$Q_S/Q_T = \frac{CcO_2 - CaO_2}{CcO_2 - CvO_2}$ 정상 : <0.20

질병 상태 요약

	신체적 소견				환기			산소공급 지표		
	시진	촉진	타진	청진	V_T	f	$PaCO_2$	SpO_2	CaO_2	Q_S/Q_T
기관지염	보조근 사용 입술 오므리고 호흡 전후 직경 증가	정상 또는 진동음 감소	정상 또는 둔탁함	호흡음 감소, 거품소리, 삑삑거림, 쌕쌕거림	↑	↑	↑(만성)	↓	↓	↓
천식	보조근 사용 입술 오므리고 호흡 전후 직경 증가	정상 또는 진동음 감소	정상 또는 과다 공명	쌕쌕거림, 거품소리	↑	↑	↓(초기) ↑(중증 또는 후기)	↓	↓	↑
폐공기증	보조근 사용 전후 직경 증가	정상 또는 진동음 감소	과다 공명	거품소리 및 쌕쌕거림	↑	↑	↑	↓	↓	↑

질병 상태 요약

	신체적 소견				환기			산소공급 지표		
	시진	촉진	타진	청진	V_T	f	$PaCO_2$	SpO_2	CaO_2	Q_S/Q_T
낭성 섬유증	보조근 사용 전후 직경 증가	진동음 증가	과다공명	호흡음 감소, 거품소리, 삑삑거림	↑	↑	↑	↓	↓	↑
폐렴	호흡 곤란	진동음 증가	둔탁함	호흡음 감소, 거품소리, 삑삑거림	↓	↑	↓	↓	↓	↑
폐부종	호흡곤란	진동음 증가	둔탁함	호흡음 감소, 거품소리, 삑삑거림 및 쌕쌕거림	↓	↑	↓	↓	↓	↑
폐색전	호흡곤란	정상	정상	쌕쌕거림, 거품소리, 가슴막 마찰음	↓	↑	↓	↓	↓	↑
무기폐	호흡곤란	진동음 증가	둔탁함	호흡음 감소, 거품소리	↓	↑	↑(중증)	↓	↓	↑

심장 평가

모세혈관 재충전(Capillary Refill)

- 정상 : <3초
- 증가 : >3초 (심박출량 감소 또는 말초관류 감소)

심박동수

- 정상
  - 신생아 80–180회/분
  - 1세 80–140회/분
  - 2세 80–140회/분
  - 6세 75–120회/분
  - 10세 50–90회/분
  - 16세 50–90회/분
  - 성인 60–100회/분
  - 노인 60–100회/분
- 촉진 부위 : 노동맥, 위팔동맥, 넙다리동맥, 목동맥, 오금동맥, 뒤정강동맥, 발등동맥

혈압

- 정상
  - 신생아 73/55 mmHg
  - 1세 90/55 mmHg
  - 2세 90/55 mmHg
  - 6세 95/57 mmHg
  - 10세 95/57 mmHg
  - 16세 120/80 mmHg
  - 성인 120/80 mmHg
  - 노인 120/80 mmHg

심장 촉진

- 최대 박동점 (Point of Maximal Impulse; PMI) – 5번째 갈비사이공간, 빗장중간선 (좌심실 수축)
  - 좌측 이동 – 심비대
  - 복장뼈윈모서리 – 우심방비대 (만성폐쇄성폐질환; COPD)
  - 감소 – 폐공기증, 과팽창
  - 폐엽허탈 – 허탈 방향으로 이동
  - 공기가슴증 – 공기가슴증으로부터 먼 방향으로 이동
- 폐 촉진 – 복장뼈모서리에서의 2번째 갈비사이공간
  - 증가 – 폐고혈압

심장 청진

- 정상 심음:
  - S_1 – 심실 수축시의 삼첨판막 및 승모판막이 닫힘. 복장뼈윈모서리 하부에서 청진.
  - S_2 – 확장기에서 폐동맥판막 및 대동맥판막이 닫힘. 복장뼈모서리의 2번째 갈비사이공간에서 청진.
  - S_3 – 수축기 이후 빠른 심실충만에 의해 생성. 심장꼭대기에서 청진 (5번째 갈비사이공간 빗장중간선)
  - S_4 – 전수축기 말달림심장음. 심장꼭대기에서 확장기 후기에 청진. (5번째 갈비사이공간 빗장중간선) 저주파음으로 종종 일시적이며, 심실 탄성 감소 또는 확장기 용적 증가로 발생함.

심장 청진에 사용되는 위치(Positions used in heart auscultation)

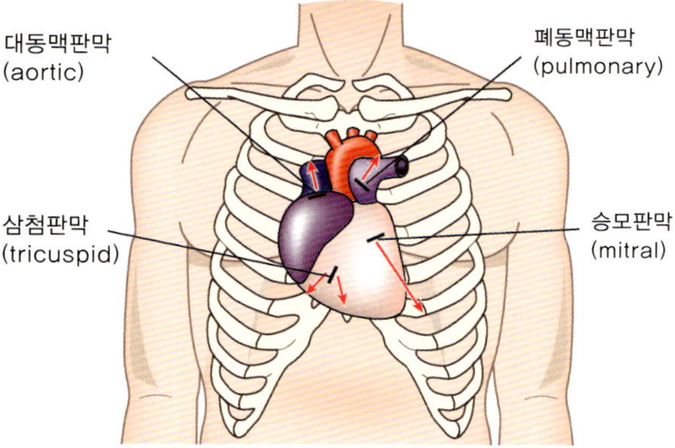

■ 비정상적인 심음:

- ■ Split S_1 – 삼첨판막 및 승모판막 사이의 닫힘의 지연은 (비정상적으로 긴 S_1 간격) 오른다발갈래차단(right bundle branch block), 조기심실수축(premature ventricular contraction; PVC) 또는 심실빠른맥(ventricular tachycardia)에 의해 초래될 수 있다.
- ■ Split S_2 – 폐동맥판막 및 대동맥판막 사이의 닫힘의 지연은 (비정상적으로 긴 S_2 간격) 심방사이막결손 (atrial septal defect), 심실사이막결손 (ventricular septal defect), 폐동맥협착, 폐색전증 및 오른다발갈래차단에 의해 초래될 수 있다.
- ■ Cliilck(째깍음) – 초기 수축기 고주파음은 대동맥판막이 빠르게 열림으로 인해 초래될 수 있다. 후기 수축기음 (S_1 이후)은 승모판 탈출증에 의해 야기된다.
- ■ Snap(퉁김소리) – S_2 이후에 나오는 고주파음은 승모판 협착증에 의해 종종 초래된다.

- 심잡음 – 심장을 통한 와류성 혈류에 의해 지속적인 심음이 초래될 수 있다.
  - 수축기전잡음: S_1 시작 시 들리며 수축기 전반기 1/3에서 최대임. 승모판 협착증 또는 폐동맥판막을 통한 혈류가 증가할 때 초래됨.
  - 수축중기잡음: S_1 직후에 들리며 수축중기에서 최대임. 대동맥판막 또는 폐동맥판막이 좁아져서 생성됨.
  - 수축말기잡음: 수축말기 동안 들림. 승모판 탈출증 또는 삼첨판 결손에 의해 초래됨.
- 확장초기잡음: S_2 시작 시 들리며 확장초기에 최대임. 대동맥판 역류에 의해 초래됨.
- 확장중기잡음: S_2 후에 들리며 확장중기 최대임. 저주파음이며 승모판 협착증에 의해 야기되며 심장꼭대기에서 가장 잘 들림.
- 확장말기잡음: 확장기 말기에 들리며 종종 S_1까지 연장되기도 하며 승모판 협착증 및 삼첨판 협착증에 의해 야기됨.
- 잡음: 목(목동맥)에서 심음이 청진됨. 와류에 의해 소리가 나며 혼합된 주파수를 지님.

심장 효소

효소(enzyme)	정상(normal)
트로포닌 I (TnI)	0.0–0.1 ng/mL
트로포닌 T (TnT)	<0.18 ng/mL
크레아틴 포스포키나제 (CPK)	<150 U/L
크레아틴 포스포키나제 MB (CPK-MB)	<3 ng/mL

신경학적 평가

- 정신 상태: 각성, 혼돈, 기면, 혼수
- 운동 능력:
  - 파악력: 환자에게 당신의 손을 꽉 잡아보라고 한다. 쥐는 힘이 동일한가? 손을 밀고 당기도록 한다. 힘이 동일한가?
  - 발: 손을 밀고 당기도록 한다. 힘이 동일한가?

- 진전, 틱, 매너리즘, 제스처, 보행 행동 과다, 안절부절 못함, 초조, 반향동작, 강직, 공격성.
- 자세: 겉질제거 (팔은 굽힘, 다리는 편 자세로 강직), 대뇌제거 (팔은 폄(엎침), 다리도 폄 상태로 강직)
- 동공 크기: (생체 징후 참조)
- 글라스고우 혼수 점수(Glasgow Coma Score) (5장 중환자 관리 참조)

영양 평가

체질량지수

$$체질량지수 = \frac{체중\ (파운드)}{신장(인치)^2} \times 703$$

체질량지수	체중상태
< 18.5	저체중
18.5–24.9	정상
25.0–29.9	과체중
> 30	비만

체지방

피부 두께(Skinfold thickness)

캘리퍼등자를 사용하여 위팔두갈래근, 위팔세갈래근, 어깨밑근 및 엉덩뼈윗부위에서 피부두께를 측정한다. 표를 사용하여 이 수치를 체지방의 상대적 퍼센트로 변환한다. 피부두께 측정은 전체 체지방을 측정하는 한 가지 방법이다.

체지방 최대 백분율(Maximum percentage of body fat)

< 20세	17 %
20–22세	18 %
23–25세	19 %
25–29세	20 %
>30세	22 %

임상병리검사

혈청 알부민(serum albumin)

근육내의 단백 저장량에 해당하는 혈액내 단백 분율을 측정한다.
이 검사는 단백질 고갈의 선별 검사로 사용될 수 있다. 하지만 반감기가 길어서(20일) 영양 섭취에 따른 변화를 반영하는 것이 느리다.

혈장 알부민 수준	평가
3.5-5.0 gm/dL	정상
<2.5 gm/dL	결핍

티록신결합 프레알부민(Thyroxin-binding prealbumin)

이 수치는 영영상태의 변화를 빠르게 반영한다(반감기가 2일).

티록신결합 프레알부민 수준	평가
10-20 mg/dL	정상
<10 mg/dL	결핍

레티놀결합 단백질(Retinol-binding protein)

혈장내의 레티놀 운반 단백질(알파 1 글로불린)을 측정한다.
이는 반감기가 짧으며(12시간) 영양상태 변화를 빠르게 반영한다.

레티놀결합 프레알부민 수준	평가
3-6 micro mg/dL	정상
<3 micro mg/dL	결핍

요소질소(Urea Nitrogen)

소변에서의 요소질소의 양을 측정한다.
요소질소의 증가는 단백질 이화작용의 증가를 반영한다.

요소질소	평가
8-25 mg/dL	정상
> 25 mg/dL	단백질 이화작용 증가

기초 평가		
이름	체중	의사
병실	신장	날짜
연령	인종/문화	시간
성별	입원일	호흡치료사

병력

주 증상

과거력

사회력

흡연: 네 ☐ 아니오 ☐

궐련? 네 ☐ 갑/일 ____ 몇 년 동안? ____

현 병력

시가? 네 ☐ 몇 개/일? ____ 몇 년 동안? ____

기타? ____

알콜? 네 ☐ 아니오 ☐ 어떤 종류를 얼마나 많이/하루? ____

현재 복용하는 약제

처방받지 않은 약물 사용? 네 ☐ 아니오 ☐

어떤 종류를 얼마나 자주? ____

기초 평가

생체 징후

체온

심박동수
혈압
호흡수

동맥혈산소포화도

신체 이학적 검사 시진

호흡수: 정상 빠른 호흡 느린 호흡
리 듬: 정상 불규칙
패 턴: ____________________

전후 직경의 증가? 네 ☐ 아니오 ☐

척추뒤굽음증? ☐ 척추앞굽음증? ☐
척추옆굽음증? ☐

청색증? 네 ☐ 아니오 ☐

입술 오므리고 숨쉬기? 네 ☐ 아니오 ☐

머리/목

머리

목: 목정맥압력?
네 ☐ 아니오 ☐
림프절 종창? 네 ☐ 아니오 ☐
동공

촉지

기관 위치: 중앙 좌측 우측
압통 부위? ____________
대칭성? ____________

진동음? 네 ☐ 아니오 ☐

피하 공기? 네 ☐ 아니오 ☐

정신 상태

각성: 네 ☐ 아니오 ☐
혼돈: 네 ☐ 아니오 ☐
기면: 네 ☐ 아니오 ☐
혼수: 네 ☐ 아니오 ☐

타진 위치

과다공명 ____________
공명 ____________
둔탁음 ____________
탁음 ____________

기초 평가

가래/기침(Sputum/Cough)

기침을 하는가? 네 아니오

얼마나 오랫동안?

가래가 동반되는가? 네 아니오

얼마나 많이?

색/냄새?

객혈? 네 아니오

심장 평가(Cardiac assessment)

모세혈관 재충전:

정상 지연

심박동수

혈압

최대박동점: 정상 좌측 우측

청진:

잡음: 네 아니오

환기(Ventilation)

V_E (1분 호흡량)

V_T (일회호흡량)

f (호흡수)

RSBI(빠르고 얕은 호흡 지표)

$PaCO_2$ (이산화탄소 분압)

V_D/V_T (사강)

신경학적 평가 (Neurological assessment)

파악력: 정상 위약

밀고 당기기: 정상 위약

진전, 틱, 기타

자세:

글라스고우 혼수 점수:

산소화(Oxygenation)

CaO_2 (동맥혈산소함유량)

SpO_2 (동맥혈산소포화도)

PaO_2 (동맥혈산소분압)

PaO_2/ F_IO_2 (동맥혈산소분압/흡입산소농도)

$Ca\text{-}vO_2$ (동정맥혈 산소 함량차)

Q_S/Q_T(폐단락)

영양 평가 (nutritional assessment)

체질량지수(BMI):

체지방 %:

혈청 알부민

티록신결합단백질 (TBP): ________

레티놀결합단백질 (RBP): ________

요소질소: ________

기초 평가

동맥혈 가스	가슴 X-ray	폐 기능
pH (수소이온농도지수)		FVC (강제폐활량)
$PaCO_2$ (동맥혈탄산가스분압)		FEV_1 (1초간 노력날숨폐활량)
HCO_3 (중탄산염)		FEV_1/FVC (1초간 노력날숨폐활량/강제폐활량)
PaO_2 (동맥혈산소분압)		PEF (최대날숨유량)
BE (염기과잉)		D_LCO (폐의 일산화탄소 확산능력)
SaO_2 (동맥혈산소포화도)		FRC (기능잔기용량)
Hb (혈색소)		RV (잔기량)
COHb (일산화탄소혈색소)		TLC (총폐용량)
MetHb (메트헤모글로빈)		RV/TLC (잔기량/총폐용량)
Current O_2 (현재 산소량)		

혈액학

전혈구 계산	남성	여성	분율	%
적혈구(RBC)	4.6–6.2 million/dL	4.6–6.2 million/dL	호중구	40–75%
혈색소(Hb)	13.5–16.5 gm/dL	12.0–15.0 gm/dL	밴드	0–5%
적혈구용적률(Hct)	40–54%	38–47%	호산구	0–6%
평균적혈구용적(MCV)	80–90 μ^3	80–90 μ^3	호염기구	0–1%
평균적혈구혈색소(MCH)	21–31 pgm	21–31 pgm	림프구	20–45%
평균적혈구혈색소 농도	32–36%	32–36%	단핵구	2–10%
혈소판	150,000–400,000/mm^3	150,000–400,000/mm^3		

일반화학검사

나트륨(Na^+)	137–147 mEq/L
칼륨(K^+)	3.5–4.8 mEq/L
염소(Cl^-)	98–105 mEq/L
이산화탄소(CO_2)	25–33 mEq/L
혈액요소질소(BUN)	7–20 mEq/L
크레아틴	0.7–1.3 mg/dL
총단백량	6.3–7.9 mg/dL
알부민	3.5–5.0 mg/dL
콜레스테롤	150–220 mg/dL
저밀도 지단백질(LDL)	$<$130 mg/dL
고밀도 지단백질(HDL)	30–75 mg/dL
포도당	70–105 mg/dL

폐 분비물의 수집 및 평가 (Collection and evaluation of pulmonary secretions)

1. 환자로 하여금 입을 헹구거나 가능하면 이를 닦도록 한다.
2. 깊은 곳의 가래를 뱉게 하기 위해 강하게 기침하도록 한다.
3. 검체가 나오지 않으면 저용량 분무기 또는 고용량 분무기로 10% 식염수 (고장식염수)를 사용한 다음 2번 과정을 반복한다.
4. 환자가 협조가 안되거나 적절한 양의 검체를 뱉을 수 없으면 코기관 흡인 또는 기관지경검사를 통해 검체를 얻는다.
5. 그람 염색을 시행하여 편평상피세포(타액)를 찾도록 한다. 편평상피세포가 고농도로 집적되어 있으면 검체를 다시 얻는다.

미생물검사

감염의 원인을 파악하며(배양) 어떤 항생제가 효과적인지 알기 위해 (예민성) 체액/검체에 대해 미생물 검사(세균학)를 시행한다. 세균 외에도 진균, 원충 및 바이러스에 대해서도 검사한다.

그람-양성 세균

사슬알균
포도알균
결핵균

그람-음성 세균

폐렴막대균
헤모필루스 인플루엔자
폐렴 레지오넬라

흔한 원충

폐포자충

흔한 바이러스

인플루엔자바이러스
아데노바이러스
호흡기세포융합 바이러스
파라인플루엔자 바이러스
거대세포바이러스

흔한 효모

칸디다

흔한 진균

아스페르길루스
작은포자균
히스토플라스마
분아균
콕시디오이데스

조직검사/세포검사

조직검사는 조직의 미세구조를 연구하는 것이고, 세포검사는 세포구조를 연구하는 것이다.

검체 준비

검사(testing)	준비(preparation)
미생물검사(microbiology)	0.9% 식염수 링거젖산용액
세포검사(cytology)	95% 알콜 사코마노(Saccomanno' s) 용액
조직검사(histology)	포르말린

피부 검사

- 피부 검사는 소량의 단백 에센스를 피하 주사하여 질환을 진단하는 것이다. 결핵, 콕시디오이데스진균증, 히스토플라스마증, 사르코이드증 및 알레르기가 이 방법으로 진단될 수 있다.
- 결핵 검사 – 결핵에 대한 피부 검사는 0.1mL의 정제단백질유도체(PPD)를 피하로 주사하여 시행한다. 검사는 주사후 48~72시간 사이에 확인한다. 주사 부위는 팽진 및 발적을 평가하며 이는 양성을 시사한다.

동맥혈가스 해석

동맥혈가스 뽑기

1. 환자가 맞는지 확인한다.
2. 정확한 산소/환기 설정을 확인하고 환자의 체온을 기록한다.
3. 다음의 준비물을 챙긴다:
   - 혈액가스 수집 키트[주사기, 바늘, 항균 솜(알콜 및 요오드), 마개, 얼음 용기]
   - 검사용 장갑
   - 눈 보호장비(고글)
   - 얼음
   - 필요한 서류

4. 곁순환에 대해 수정된 알렌(Allen) 검사를 시행한다(노동맥 천자).
5. 보호장비를 착용한다(장갑 및 고글).
6. 천자 위치를 준비한다(항균 소독).
7. 맥박을 촉진한다.
8. 30°~45° 사이로 천자한다.
9. 검체를 뽑는다.
10. 피를 뽑은 다음 5분 동안 천자 부위를 압박한다.
11. 검체에서 공기를 제거한다.
12. 마개를 덮고 얼음에 담근다.

동맥혈가스 정상치

수치	범위
pH (수소이온농도지수)	7.35−7.45
$PaCO_2$ (동맥혈탄산가스분압)	35−45 mmHg
HCO_3^- (중탄산염)	22−26 mEq/L
BE (염기과잉)	±2
PaO_2 (동맥혈산소분압)	80−100 mmHg

동맥혈가스 결과를 정확하게 해석하려면 우선 정상치를 기억해야 한다. 정상치가 기억에 입력된 다음에야 동맥혈가스를 해석할 수 있다.

동맥혈가스 해석의 단계

호흡곤란(respiratory disturbances)

1. pH를 평가한다. 알칼리증? 산증?
2. $PaCO_2$를 평가한다. $PaCO_2$가 pH와 반대로 이동하는가?
   만약 그렇다면 이는 호흡성 산/알칼리 장애이다.
3. 호흡성 산증인 경우 급성인지 만성인지 결정한다:
   - *급성*: $PaCO_2$가 10mmHg 증가하면 pH는 0.08 감소해야 한다.
   - *만성*: $PaCO_2$가 10mmHg 증가하면 pH는 0.03 감소해야 한다.
4. 호흡성 알칼리증인 경우 급성인지 만성인지 결정한다:

- *급성:* $PaCO_2$가 10mmHg 감소할 때마다 pH는 0.08 증가해야 한다.
- *만성:* $PaCO_2$가 10mmHg 감소할 때마다 pH는 0.03 증가해야 한다.

대사성 장애(Metabolic disturbances)

1. pH를 평가한다. 알칼리증? 산증?
2. $PaCO_2$를 평가한다. $PaCO_2$가 pH와 같은 방향으로 이동하는가? 만약 그렇다면 이는 대사성 산/알칼리 장애이다.

대사상 산증(Metabolic acidosis)

대사성 산증이라면:

1. 음이온간격(anion gap; AG) 산증인지 결정한다:
   - $AG = Na^{+} - (Cl^{-} + HCO_3^{-})$
   - 주의: *HCO_3^-*는 혈액가스 수치가 아니라, 전해질에서 나온 수치여야 한다.
   - 정상 AG = 8−12 (±2)
   - 만약 AG가 12보다 크면 음이온간격 산증이다.
2. Winter's 공식을 이용하여 호흡 보정을 결정한다.
   - $PaCO_2 = 1.5\ (HCO_3^-) + 8\ (\pm 2)$
   - 주의: *HCO_3^-*는 혈액가스 수치가 아니라, 전해질에서 나온 수치여야 한다.
   - $PaCO_2$가 예상치(Winter's 공식)보다 작으며 일차성 호흡성 산증이다.
   - $PaCO_2$가 예상치(Winter's 공식)보다 크면 일차성 호흡성 알칼리증이다.
3. 델타 간격(Delta gap)을 결정한다:
   - 보정된 $HCO_3^- = [HCO_3^- + (AG-12)]$
   - 델타 간격이 $<$ 24이면 비음이온간격 산증이다.
   - 델타 간격이 $>$ 24이면 대사성 산증이다.

대사성 알칼리증(Metabolic alkalosis)

- 대사성 알칼리증에 대한 보정은 대사성 산증에서처럼 선형적이지 않다(주의: Winter's 공식을 사용하지 말 것).
- 보정은 호흡 의지를 억제하는 경향이 있어 $PaCO_2$를 증가시킨다.
- $PaCO_2$ 기대치를 계산한다.
  - $PaCO_2 = -0.9\ (HCO_3^-) + 9$
  - 주의: *HCO_3^-*는 혈액가스 수치가 아니라 전해질에서 나온 수치여야 한다.

- $PaCO_2$가 예상치보다 작으며 호흡성 알칼리증이 먼저 있었던 것이다.
- $PaCO_2$가 예상치보다 크면 호흡성 산증이 먼저 있었던 것이다.

주의/함정(Cautions/Pitfalls)

1. HCO_3^-는 혈액가스 수치가 아니라, 전해질에서 나온 수치를 사용한다.
2. 동맥혈가스를 전해질과 동시에 채취한다.
3. 열거된 공식을 적용한다.

호흡 장애의 원인(Respiratory disturbance etiologies)

호흡성 산증	호흡성 알칼리증
폐질환 [만성폐쇄성폐질환(COPD), 폐렴 등] 가슴막 질환 (가슴막 삼출, 혈액가슴, 공기가슴증 등) 신경근질환 (근육병증, 신경병증) 중추신경계 억제 (안정제, 마취제, 호흡중추병변) 급성 폐쇄	중추신경계 질환 (뇌혈관장애, 종양, 감염) 호르몬/약제 (프로게스테론, 살리실산 등) 발열 (그람 음성 패혈증) 갑상선기능항진증 불안 임신

대사성 산증의 원인(Metabolic acidosis etiologies)

음이온간격 산증	비음이온간격 산증
메탄올 **요**독증 (신부전) **당**뇨병 케톤산증(DKA) **파**라알데히드 **선**천성 대사장애(특발성) **유**산증 **에**틸렌글리콜 중독 **살**리신산	**과**영양공급 **아**세타졸라미드 **콩**팥요세관산증(RTA) **설**사 **요**관에스결장이음술 **이**자샛길

대사성 알칼리증의 원인(Metabolic alkalosis etiologies)

- 세포외 수분 결핍 (구토, 이뇨제, 설사제 남용)
- 심한 칼륨 결핍
- 염류코르티코이드 과다 증후군 (쿠싱 증후군, 딴곳부신겉질자극호르몬)
- 바터 증후군 (Bartter' s syndrome)

$PaCO_2$를 평가한다.

- $PaCO_2$ 80−100 mmHg 정상
- 60 mmHg < $PaCO_2$ < 80 mmHg 경도 저산소혈증
- 40 mmHg < $PaCO_2$ < 60 mmHg 중등도 저산소혈증
- $PaCO_2$ < 40 mmHg 중증 저산소혈증

가슴 X-ray 해석

가슴 X-ray는 이온화 방사선의 일종을 가슴에 투과시키고 필름 판에 노출시켜서 생성된다. 생성된 이미지는 에너지가 신체를 통과할 때 해부구조의 방사선밀도 차이의 결과이다.

흔한 물질의 방사선밀도

공기	가장 밀도가 낮음	가슴 X-ray에서 검게 보임
물	공기보다 밀도가 높음	가슴 X-ray에서 회색으로 보임
지방	물보다 밀도가 높음	가슴 X-ray에서 물보다는 밝은 회색으로 보임
뼈	지방보다 밀도가 높음	가슴 X-ray에서 흰색으로 보임
플라스틱	지방과 밀도가 비슷함	가슴 X-ray에서 밝은 회색으로 보임
금속	가장 밀도가 높음	가슴 X-ray에서 밝은 흰색으로 보임

흔한 방사선 촬영 방향

후-전 방향(PA)

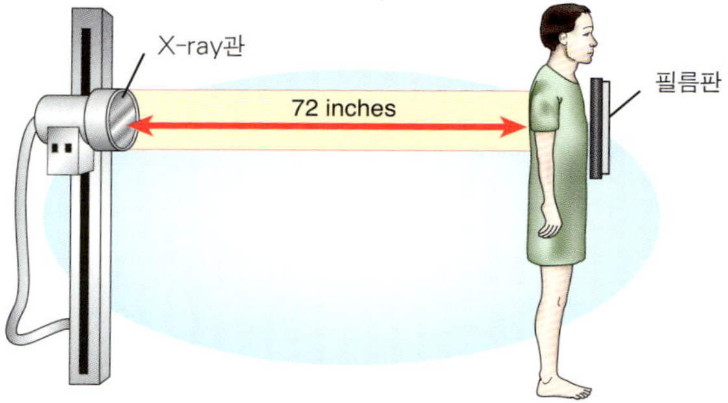

심장 윤곽이 확대되지 않기 때문에 선호되는 방향이다.

전-후 방향(AP)

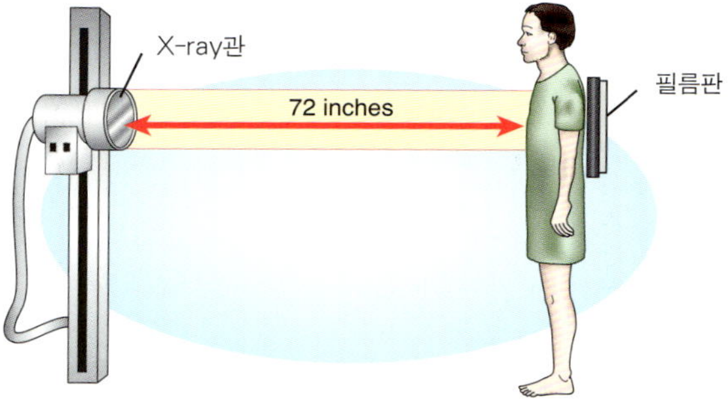

이동형 가슴 X-ray에서의 가장 흔한 방향; 심장 윤곽이 확대되어 보인다.

측면 방향(Lateral)

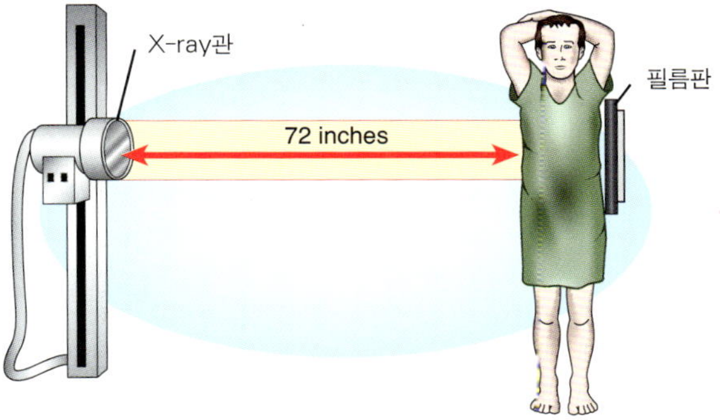

가슴 X-ray의 평가

기술적 면을 평가한다.

- 회전(rotation) – PA 또는 AP 방향에서 척추가 빗장뼈 목 사이의 가운데 위치하는가?
  그렇지 않다면 우측 또는 좌측으로 회전되었는가?
- 투과(penetration) – 가슴 중앙으로 척추가 희미하게 보이는가?
  매우 분명하게 보인다면 과투과된 것이다.
  거의 보이지 않는다면 저투과된 것이다.

가슴 X-ray 평가(바깥에서 안쪽으로 접근)	
가슴우리 구조 (Extrathoracic structures)	신체 주위 검은 공기에 대한 흰색 조직의 밀도를 평가한다. 심장꼭대기의 피부밑 공기를 찾아본다(공기는 위로 이동함).
뼈 (Bones)	갈비뼈, 빗장뼈 및 복장뼈를 각각 추적해서 골절, 갈비연골 분리 등을 확인한다. 척추 골절, 척주옆굽음증 또는 척주옆뒤굽음증을 확인한다.
가슴막 (Pleura)	가슴막의 비후 또는 플라크를 평가한다(밀도 증가). 가슴막 공기(폐 음영 없이 검은색) 또는 가슴막삼출액(흰색 물/수분 밀도)을 확인한다.
가로막 (Diaphragms)	우측이 좌측보다 약간 높은 상태로 "둥근지붕" 모양이여야 함. 갈비가로막각의 둔감(blunting)을 확인한다(가슴막삼출액).
폐실질 (Lung parenchyma)	여덟개의 갈비뼈가 폐야에 걸쳐 있으면 흡기가 잘 된 상태이다. 10개 이상의 갈비뼈가 있으면 과팽창이다. 밀도가 증가된 부위를 확인한다.
폐문 (Hilum)	혈관용적으로 인해 밀도가 증가한다. 확대되었는가? (울혈성심부전의 가능성)
심장 (Heart)	심장 음영은 가슴 직경의 1/2 미만이여야 한다. 심장 가장자리의 구분이 모호한가? (폐렴의 가능성)
기관 (Trachea)	네 번째 갈비뼈 부위에서 정중앙에 위치해야 한다. 옆으로 이동되었는가? (공기가슴증 또는 무기폐의 가능성)
우측 및 좌측 주기관지 (Right and left mainstem bronchi)	용골(carina)이 명확해야 하며 우측 주기관지가 좌측에 비해 작은 각도로 분지한다.

흔한 이상 소견(Common abnormalities)	
용적 변화	
용적 증가	*과팽창 (만성폐쇄성폐질환, COPD)* : 평평해진 가로막, 갈비사이공간 증가 및 더 어둡게 보임. 전-후 직경 및 복장뼈뒤 공간 증가 (측면)
용적 감소	*무기폐*: 환측 가로막이 상승. 환측으로의 가슴세로칸 이동. 방사선밀도 증가. *공기가슴증*: 환측 용적 감소. 자유 공기 부위의 폐음영 소실.
수분 변화 (fluid changes)	*결절*: 방사선밀도 증가(정상보다 밝음), 폐엽에 좀 더 호발(PA)과 측면사진을 비교) *가슴막삼출액*: 갈비가로막의 둔감(PA) 및 후방의 둔감(측면). 옆으로 눕는 자세 (lateral debucitus) 촬영이 양을 측정하는데 도움이 됨. *울혈성 심부전(CHF)*: 좌심실비대(초기). 폐문 울혈 증가. 수분 밀도 증가로 Kerley B line이 우측 바닥에 존재. 심장 음영의 증가. *폐부종*: 미만성 분산형 침윤 양상
이물질 (Foreign objects)	가슴관, 코위관, 기관내관, 영양관, 심전도 유도, 심장박동조율기, 복장뼈 클립, 총알, 공기총 탄환.

심전도(Electrocardiogram; ECG)

유도 전극 부착

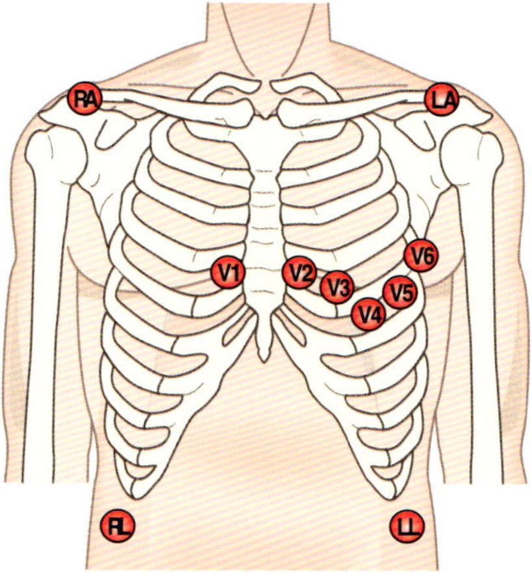

- 사지 유도 – (우측 팔, 좌측 다리, 좌측 팔, 좌측 다리)
  좌측 및 우측 엉덩이는 다리에 부착하는 유도를
  대신하여 사용될 수 있다.
- 가슴 유도 – V_1 및 V_2 (복장뼈 근처 4번째 갈비사이공간),
  V_4 (5번째 갈비사이공간 빗장중간선) ,
  V_3 (V_2와 V_4 사이),
  V_5 (5번째 갈비사이공간 앞겨드랑선)
  V_6 (5번째 갈비사이공간 중간겨드랑선)

인공 파형(Artifacts)

- 환자의 움직임: 심전도가 불규칙적으로 보임. 가능하면 움직임을 최소화시키도록 함.
- 기준선의 흔들림: 전극과의 접촉 불량. 전극 교환, 알콜로 피부를 닦음.
- 60Hz 인공파형 (공통 모드 간섭 common mode interference): 접지 불량, 전류 누수 또는 콘센트 이상. 콘센트 교환, 심전도 기기를 접지하고 전극을 교환.

심전도 평가(ECG Assessment)

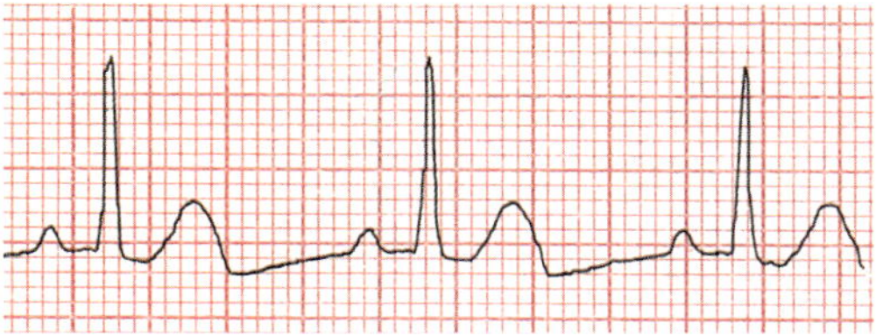

- 심박동수:
  - 60−100/min − 정상
  - <60 − 느린맥
  - >100 − 빠른맥
- 리듬: 규칙적? 불규칙적? 규칙적으로 불규칙적(Regularly irregular)?

P파:	QRS 복합파마다 하나의 P파가 존재?
P−R 간격:	0.12−0.2초
QRS:	0.08−0.12초
ST 분절	등전압? 하강? 상승?
기타:	비정상 또는 추가적인 복합파?

흔한 부정맥

동성 느린맥(Sinus Bradycardia)

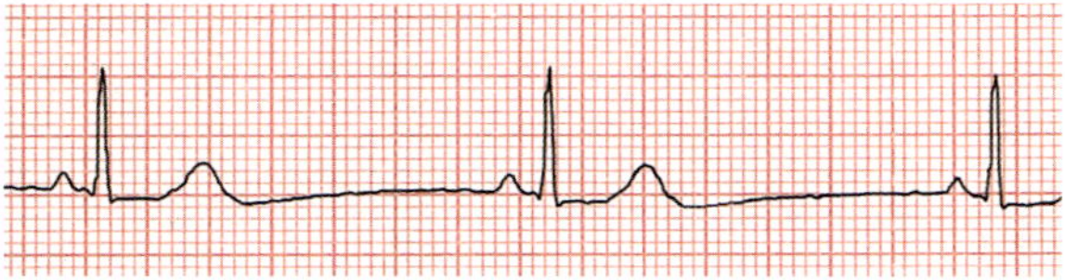

- 심박동수: <60/min
- 리듬: 규칙적
- P파: QRS와 1:1
- P−R 간격: 0.12−0.2초
- QRS: 0.08−0.12초

심방세동(Atrial Fibrillation)

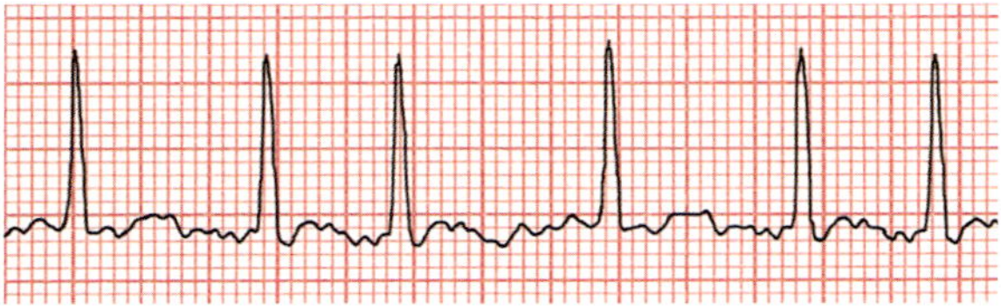

- 심박동수: 불규칙적 (R−R 간격)
- 리듬: 불규칙적
- P파: 소실
- QRS: 정상 (0.08−0.12초)

조기심실수축(Premature Ventricular Contraction; PVC)

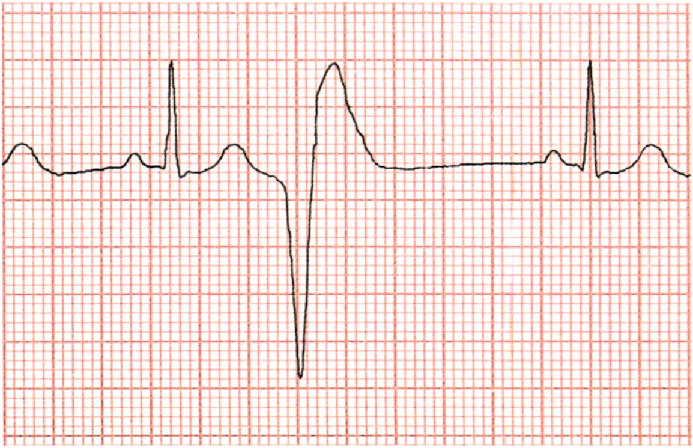

- 심박동수: 불규칙적 일 수 있음
- 리듬: 조기심실수축과 다음 P-QRS 복합파 사이의 긴 휴지기(보상적 휴지기)
- P파: 소실
- P-R 간격: P파가 복합체와 함께 소슬되므로 알 수가 없음
- QRS: 넓음 (> 0.12초)

심실빠른맥 (Ventricular Tachycardia)

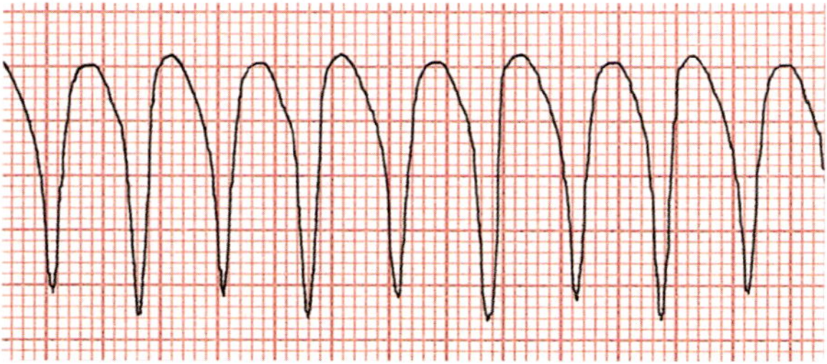

■ 심박동수:	100−250/min (심실 박동수)
■ 리듬:	불규칙적 일 수 있음
■ P파:	조기심실수축 동안은 소실
■ P−R 간격:	알 수 없음 (P파가 없음)
■ QRS:	넓음 (> 0.12초)

심실세동 (Ventricular Fibrillation)

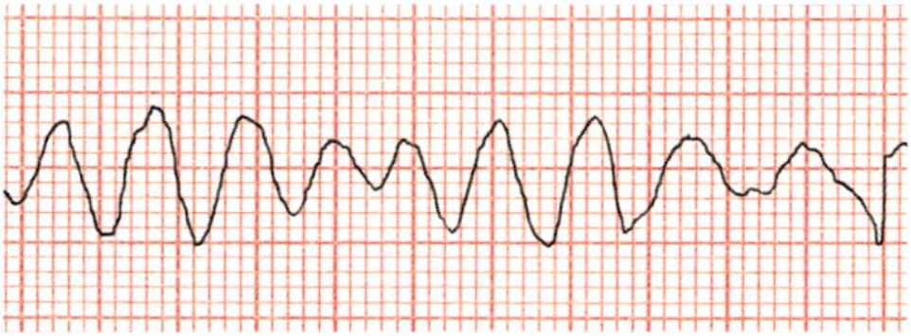

■ 심박동수:	불규칙적이며 빠름
■ 리듬:	불규칙적
■ P파:	소실
■ P−R 간격:	알 수 없음 (P파가 없음)
■ QRS:	소실

1° 방실 차단

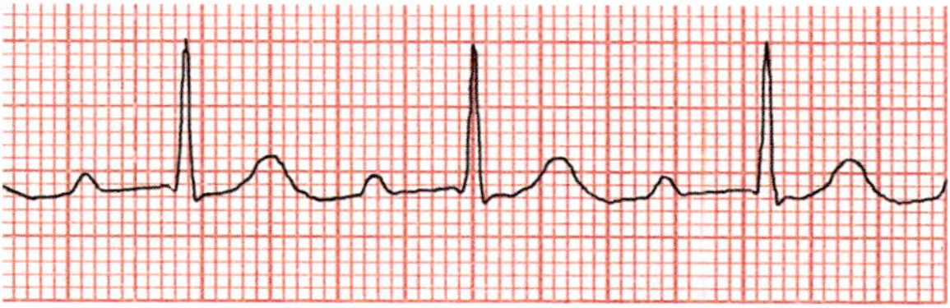

- 심박동수: 정상
- 리듬: 규칙적
- P파: 존재 (QRS와 1:1)
- P–R 간격: 길어짐 (>0.2초)
- QRS: 0.08–0.12초

2° 방실 차단 (벤케바하 또는 모비츠 1형)

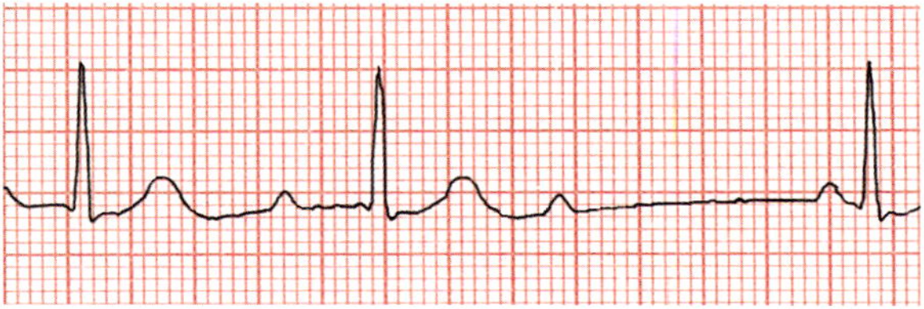

- 심박동수: 느림 (<100)
- 리듬: 규칙적
- P파: 존재
- P–R 간격: 점진적으로 P–R 간격이 길어져서 QRS 복합체를 유발하지 못하게 됨. 그런 다음에 리듬이 반복됨.
- QRS: 정상 (0.08–0.12초)

2° 방실 차단 (모비츠 2형)

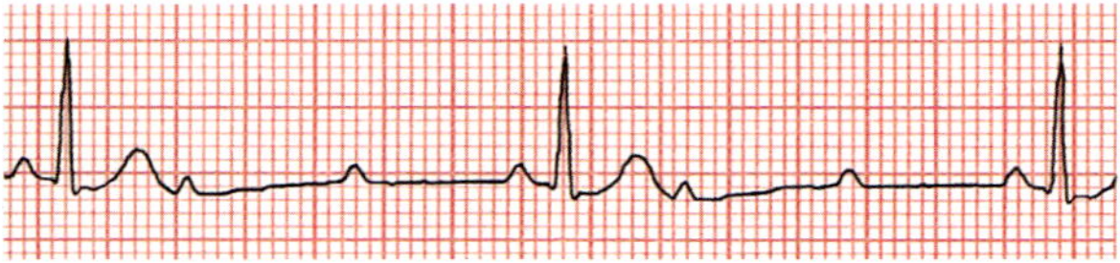

- 심박동수: 느린맥 (<60/min)
- 리듬: 규칙적
- P파: 존재하지만 심실까지 전도되지 못함(QRS는 없음)
- P-R 간격: 전도될 경우 정상임
- QRS: 0.08-0.12초

3° 방실 차단

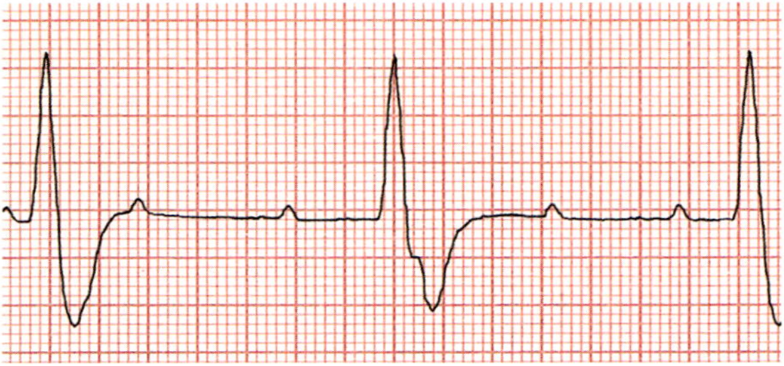

- 심박동수: 심방 및 심실의 박동수는 다름 (심실이 느림)
- 리듬: 심방 및 심실의 리듬은 규칙적
- P파: 존재하지만 심실까지 전도되지 못함 (QRS는 없음)
- P-R 간격: 심방과 심실이 독립적으로 조율하므로 불규칙적임
- QRS: 대개 >0.12초

무수축 (Asystole)

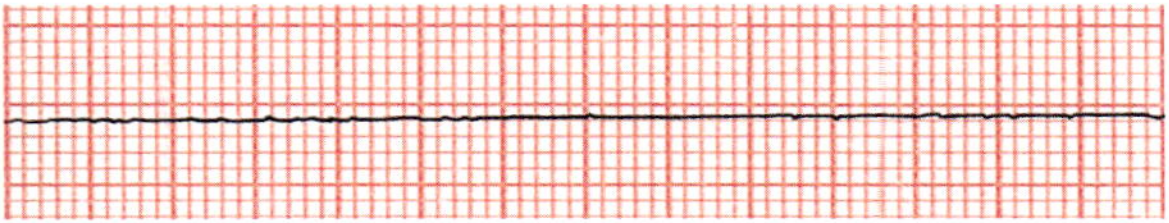

- 심박동수: 없음
- 리듬: 없음
- P파: 없음
- P-R 간격: 없음 (P파가 없음)
- QRS: 없음

혈역학적 감시

동맥압 감시

자동 혈압계를 사용하여 비침습적으로 감시를 할 수 있다. 혈압은 정해진 시간 간격을 두고 감시를 해야 하며 알람 및 디지털 화면으로 표시된다.

동맥압 유치관

동맥압 유치관(Indwelling arterial lines)

- 실시간으로 지속적인 동맥압 및 파형을 감시할 수 있다. 또한 피검사 또는 혈액가스검사를 위해 동맥혈 채취에 사용될 수도 있다.
- 위치: 노동맥, 자동맥, 위팔동맥, 겨드랑동맥 또는 넙다리동맥
- 동맥압 파형

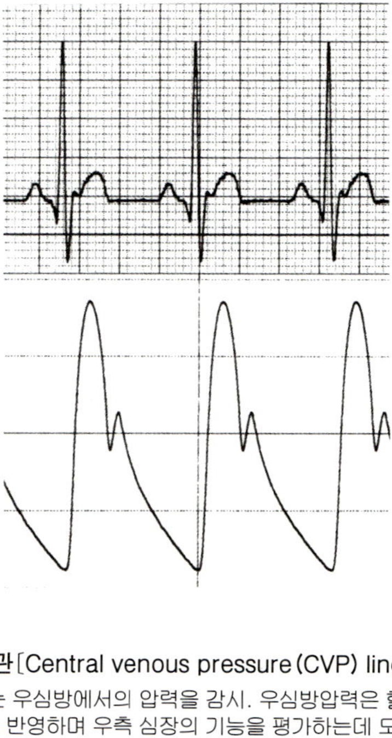

중심정맥압관[Central venous pressure(CVP) lines]

- 대정맥 또는 우심방에서의 압력을 감시. 우심방압력은 혈류량 및 정맥환류를 반영하며 우측 심장의 기능을 평가하는데 도움이 된다.
- 위치: 팔오금정맥, 자쪽피부정맥, 속목정맥 및 빗장밑정맥
- 중심정맥압 파형

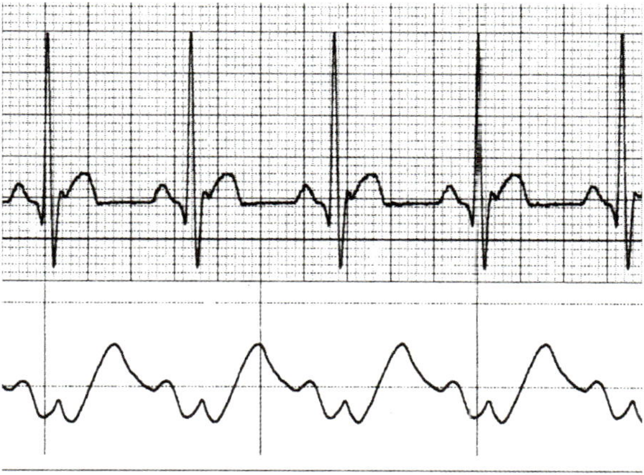

폐동맥도관(Swan-Ganz)

- 폐동맥의 압력을 감시하며 쐐기모양으로 할 경우 좌심실확장말기압을 감시한다. 도관은 심박출량의 결정 및 정맥내 주입 시에도 사용될 수 있다.
- 위치: 팔오금정맥, 자쪽피부정맥, 속목정맥 및 빗장밑정맥
- 폐동맥압 파형

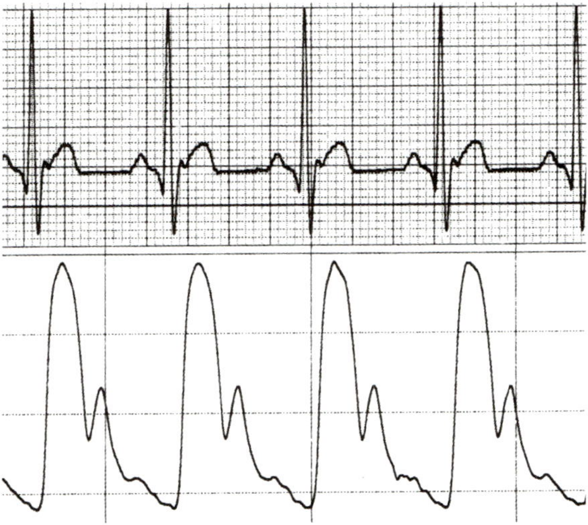

정상 혈역학 수치

동맥압 (arterial pressures)	혈압	수축기 100−140 mmHg, 확장기 60−80 mmHg
	평균동맥압	80−100 mmHg
정맥압 (venous pressures)	중심정맥압	6 mmHg > 중심정맥압 < 12 mmHg
	우심방압	2−6 mmHg
	우심실압	20−30/0−5 mmHg
	우심실확장말압	2−6 mmHg

(다음 페이지에 계속)

정상 혈역학 수치 *(계속)*

폐동맥압 (Pulmonary artery pressures)	폐동맥압	20–30/6–15 mmHg
	평균폐동맥압	10–20 mmHg
	폐동맥쐐기압	4–12 mmHg
	좌심방압	4–12 mmHg
	좌심실압	100–140/0–5 mmHg
	좌심실확장말압	5–12 mmHg

혈역학 등식

박출량지수(Stroke volume index; SVI)	$SVI = \frac{SV}{BSA}$ 정상 : 40–50 mL/beat/m^2
심장박출지수(Cardiac Index; CI)	$CI = \frac{CO}{BSA}$ 정상 : 2.5–4 L/min/m^2
우심실박출작업지수(Right ventricular stroke work index; RVSWI)	RVSWI = SVI × (PA − CVP) × 0.013 gm/mL 정상 : 4–12 gm/m/m^2
좌심실박출작업지수(Left ventricular stroke work index; LVSWI)	LVSWI = SVI × (MAP − PCWP) × 0.013 gm/mL 정상 : 40–75 gm/m/m^2
폐혈관저항(Pulmonary vascular resistance; PVR)	$PVR = \frac{PA - PCWP}{CO} \times 80$ 정상 : 20–200 dynes·sec·cm^{-5}
체혈관저항(Systemic vascular resistance; SVR)	$SVR = \frac{MAP - CVP}{CO} \times 80$ 정상 : 800–1600 dynes·sec·cm^{-5}

기초 혈역학 해석

	혈량 저하증	혈량 과다증	우심실 부전	좌심실 부전
혈압(BP)	↓	↑	↓	↓
우심방혈압(RA)	↓	↑	↑	정상
폐동맥압(PAP)	↓	↑	↑	↑
폐동맥쐐기압(PAWP)	↓	↑	정상	↑
심박출량(CO)	↓	↑	↓	↓

폐기능 검사

정적 폐용적 (Static lung volume)

	정의	정상치*
들숨예비량 (inspiratory reserve volume; IRV)	정상 들숨 후 들이마실 수 있는 최대량	3100 mL
일회호흡량 (Tidal volume, V_T)	안정 시 호흡 동안 들이쉬거나 내쉬는 공기량	500 mL
날숨예비량 (Expiratory reserve volume; ERV)	정상 날숨 후 내뱉을 수 있는 최대량	1200 mL
잔기량 (Residual volume; RV)	완전 날숨 후 폐에 남아 있는 공기량	1200 mL

* 정상치는 21세, 72인치 남성을 기준으로 함.

정적 폐용량 (Static lung capacity)

	정의	정상치*
폐활량 (Vital capacity; VC)	ERV + V_T + IRV	4800 mL
들숨용적(Inspiratory capacity; IC)	V_T + IRV	3600 mL
기능잔기용량 (Functional residual capacity; FRC)	ERV + RV	2400 mL
총폐용량(Total lung capacity; TLC)	RV + ERV + V_T + IRV	6000 mL

* 정상치는 21세, 72인치 남성을 기준으로 함.

강제 폐활량계(Forced spirometry)

	정의	정상치*
강제폐활량 (Forced vital capacity; FVC)	완전 들숨 후 강제적으로 내쉴 수 있는 공기량	4800 mL
1초간 노력날숨폐활량 (Forced expired volume in 1 second ; FEV_1)	강제폐활량 측정시 1초 동안 내쉴 수 있는 공기량	3600–4080 mL
1초간 노력날숨폐활량/강제 폐활량(FEV_1/FVC %)	1초간 노력날숨폐활량/강제폐활량 ×100	75–85%
강제날숨유량$_{200\text{-}1200}$ (Forced expired flow; $FEF_{200\text{-}1200}$)	강제폐활량 측정 시 200–1200 ml 사이의 날숨 유속	6–7 L/sec
강제날숨유량$_{25\text{-}75\%}$ (Forced expired flow; $FEF_{25\text{-}75\%}$)	강제폐활량 측정시 중간 50%의 날숨 유속	4–5 L/sec

* 정상치는 21세 72인치 남성을 기준으로 함

	Ref	Best	% Ref	1	2	3
FVC	5.11	4.60	90	4.35	4.60	4.49
FEV1	3.70	3.85	104	3.67	3.85	3.82
Vtg						
TLC	7.26					
Raw	1.18					

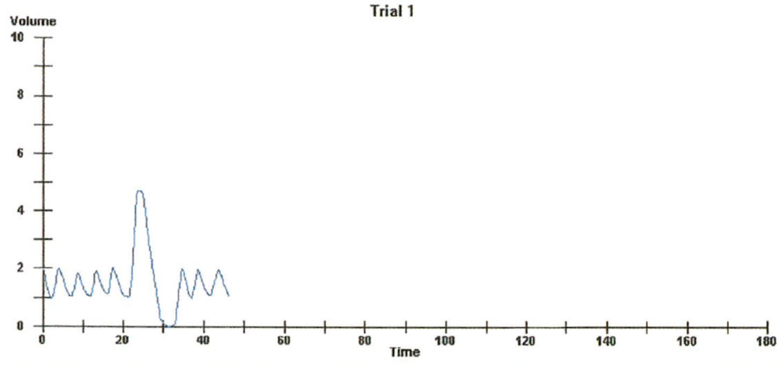

유량용적곡선
(Flow Volume Loop)

	Ref	Best	% Ref	1	2	3
FVC	5.11	4.60	90	4.35	4.60	4.49
FEV1	3.70	3.85	104	3.67	3.85	3.82
FEV1/FVC	72	84		84	84	85
FEF25-75%	3.56	3.88	109	3.89	3.88	3.99
PEF	9.37	12.23	130	12.06	12.23	11.95

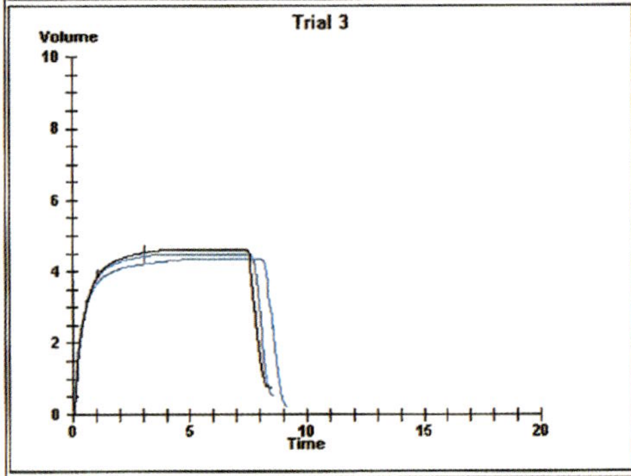

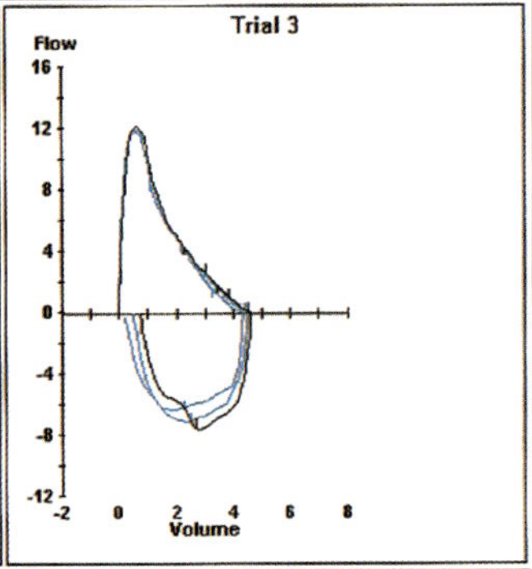

분포 검사

SB02

	Ref	Best	% Ref	1	2
VC (SB02)	5.11	5.00	98	5.08	4.92
N2 Delta/L	1.2	2.8	224	1.9	3.6
CV/VC	19				

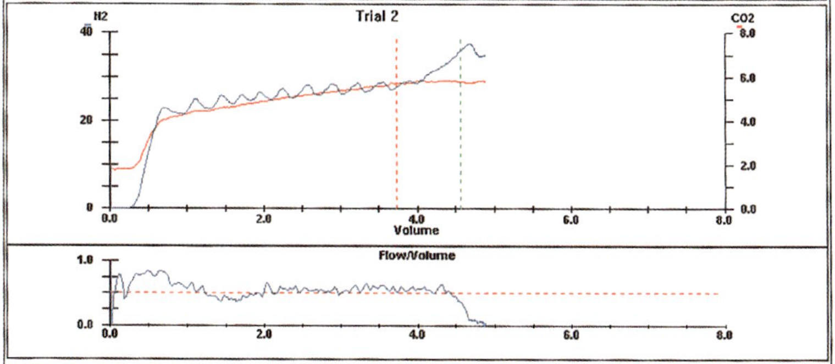

◆ 일회 호흡 산소 검사 (Fowler's 분포 검사)

질소 델타 ($N_{2\ 750-1250ml}$) 1.5% 이하

확산 검사

일회 호흡 DLCO
(폐의 일산화탄소 확산능력)

	Ref	Best	% Ref	1
DLCO	28.7	40.6	141	40.6
DL Adj	28.7	40.6	141	40.6
IVC		4.65		4.65
VA		6.76		6.76
DL/VA Adj		6.00		6.00

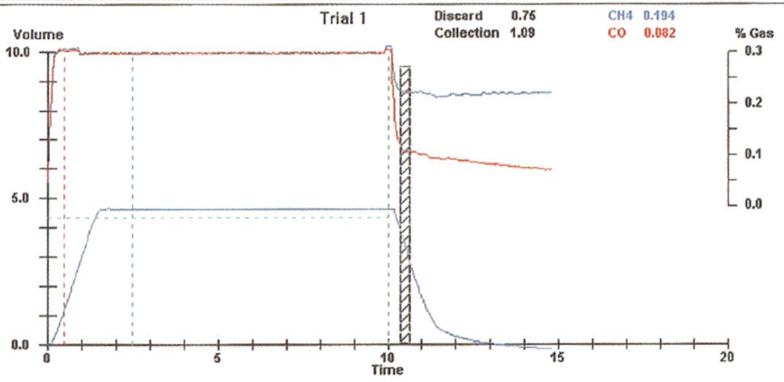

■ 일회 호흡 D_LCO (폐의 일산화탄소 확산능력)	25–30 mL/min/mmHg
■ 저항(R_{AW})	0.6–2.4 cmH_2O/L/sec
■ 전도(G_{AW})	0.42–1.67 L/sec/cmH_2O
■ 최대 들숨압 (Maximal inspiratory pressure; MIP)	> −60 cmH_2O
■ 최대 날숨압 (Maximal expiratory pressure; MEP)	> −80 cmH_2O
■ 탄성(Compliance)	0.1 L/cmH_2O

질환별 기본 폐기능 양상

	FVC	FEV_1	FEV_1/FVC	FRC	D_LCO	R_{AW}
천식	↑ 또는 정상	↓	↓	↑	↓	↑
폐공기증	↓	↓	↓	↑	↓	↑
기관지염	↓	↓	↓	↑	↓	↑
사르코이드증	↓	↓ 또는 정상	↓ 또는 정상	↓	↓	↓ 또는 정상
석면증	↓	↓ 또는 정상	↓ 또는 정상	↓	↓	↓ 또는 정상

산소 치료

산소 치료는 저산소혈증이 확인되거나 의심될 때 적응이 된다.

산소 치료의 적응증

	PaO_2	SaO_2	기타
급성기 병원			
성인, 소아, 28일 이상의 영아	실내 공기 호흡 시 < 60 mmHg	실내 공기 호흡 시 < 90%	심한 외상, 급성 심근경색, 단기적 치료(마취 후 등)
28일 이하의 영아	실내 공기 호흡 시 < 50 mmHg	실내 공기 호흡 시 < 88%	PcO_2 < 40 mmHg (모세혈관 가스)
가정 또는 관리형 병원			
성인, 소아, 28일 이상의 영아	실내 공기 호흡 시 ≤ 55 mmHg	실내 공기 호흡 시 ≤ 88%	폐심장증, 울혈성 심부전, 적혈구혈증 등에서는 56 mmHg < PaO_2 < 59 mmHg 또는 SaO_2 ≥ 89% SaO_2값이 안정 시의 산소만큼 요구되지 않는 운동, 수면 또는 다른 활동 시에는 SaO_2 ≤ 88%

메디케어 가정 산소 지침: 1그룹 (12개월 또는 의사 처방 중에서 짧은 것)				
	PaO_2	SpO_2	기타	조절
성인	실내공기에서 안정 시 깨어 있을 때 $PaO_2 \le 55mmHg$	실내공기에서 안정 시 깨어 있을 때 $SpO_2 \le 88\%$		지속적 산소투여
성인	실내공기에서 안정 시 깨어 있을 때 $PaO_2 > 56mmHg$	실내공기에서 안정 시 깨어 있을 때 $SpO_2 > 89\%$	수면 중 5분 동안 $PaO_2 \le 55mmHg$ 또는 $SpO_2 \le 88\%$	지속적 산소투여
성인	실내공기에서 안정 시 깨어 있을 때 $PaO_2 > 56mmHg$	실내공기에서 안정 시 깨어 있을 때 $SpO_2 > 89\%$	수면중 5분 동안 PaO_2 10 mmHg 이상 감소 또는 SpO_2 5% 이상 감소. 폐심장증, 울혈성심부전, 적혈구혈증의 진단 시.	지속적 산소투여
성인	실내공기에서 운동 중 $PaO_2 < 55 mmHg$	실내공기에서 운동 중 $SpO_2 < 88\%$	저산소혈증을 교정하기 위해 필요한 산소량을 확인해야 한다.	운동 중 산소투여

메디케어 가정 산소 지침: 2그룹 (3개월 또는 의사 처방 중에서 짧은 것)

	PaO_2	SpO_2	기타 조절
성인	실내공기에서 안정 시, 수면 중 (5분) 또는 운동 중 56-59mmHg	실내공기에서 안정 시, 수면 중 (5분) 또는 운동 중 ≤89%	체위부종 (울혈성 심부전), 폐고혈압, 폐심장증, 적혈구혈증

산소 치료의 금기

임상적 적응증이 존재하면 금기는 없음.

산소 투여 기구

기구	투여량	F_IO_2 근사치
저유량 산소 기구(Low-flow oxygen devices)		
코삽입관	1-6 L/min	24-44%
경기관 도관	0.25-0.5 L/min	24-44%
단순 산소 마스크	6-10 L/min	35-55%
부분 재호흡 마스크	들숨 시 봉지를 연 상태로 유지(보통 > 10 L/min) 6 L/min 미만으로는 사용하지 말 것	60% 까지
비-재호흡 마스크	들숨 시 봉지를 연 상태로 유지(보통 > 10L/min)	80% 까지
고유량 산소 기구(High-flow qxygen devices)		
밴튜리 마스크	3-15L/min (원하는 F_IO_2 값에 따라 제조회사별로 다름)	30-50%

산소통 지속시간

산소통	용적(cu ft)	용적(liters)	지속시간
"E"	22 ft^3	623 L	계수 = $\frac{\text{압력} \times ft^3(28.3\ L/ft^3)}{2200\ psi}$ 계수 = 0.28 L/psi 시간 (분) = $\frac{\text{요소 (압력)}}{\text{유속}}$
"H" 또는 "K"	244 ft^3	6905 L	시간 = $\frac{\text{압력} \times ft^3(28.3\ L/ft^3)}{2200\ psi}$ 계수 = 3.14 L/psi 시간 (분) = $\frac{\text{요소 (압력)}}{\text{유속}}$

액체산소 지속시간

■ 계산된 척도가 없는 경우에는 다음의 공식을 사용하여 기간을 대충 산정한다.

$$\text{지속시간 (분)} = \frac{0.8\,[(\text{무게}-\text{빈 무게}) \times 343\ L/Lb\ \text{액체산소}]}{\text{유속 (L/min)}}$$

- 0.8 계수는 저장고가 소진되기 전에 20%의 "오차 범위(fudge factor)"를 허용한다. 빈 무게는 액체산소가 없을 때 통의 무게이다(제조사 데이터).

산소 투여의 위험/합병증

- 만성 고탄산혈증 환자에서 $PaO_2 \geq 60\,mmHg$ 투여 시 호흡 억제
- 흡수성 무기폐, $F_IO_2 \geq 0.50$ 에서의 산소중독
- 미숙아에서 $PaO_2 \geq 80\,mmHg$ 투여 시 미숙아 망막병증
- 산소 농도 증가에 따른 화재 위험 증가
- 일부 가습기 사용에 따른 감염 위험 증가

산소 투여 알고리즘

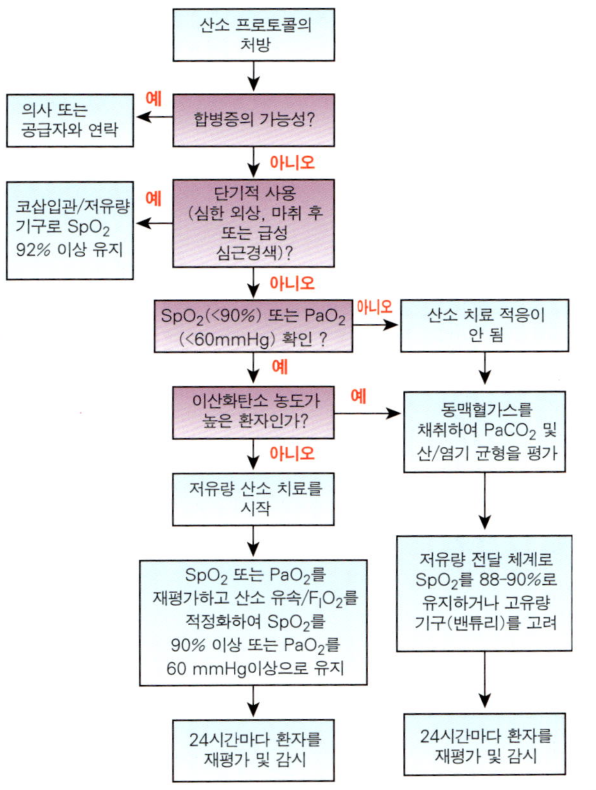
산소 프로토콜의 처방
합병증의 가능성?
예
의사 또는 공급자와 연락
아니오
단기적 사용 (심한 외상, 마취 후 또는 급성 심근경색)?
예
코삽입관/저유량 기구로 SpO_2 92% 이상 유지
아니오
SpO_2(<90%) 또는 PaO_2 (<60mmHg) 확인 ?
아니오
산소 치료 적응이 안 됨
예
이산화탄소 농도가 높은 환자인가?
예
동맥혈가스를 채취하여 $PaCO_2$ 및 산/염기 균형을 평가
저유량 전달 체계로 SpO_2를 88-90%로 유지하거나 고유량 기구(밴튜리)를 고려
24시간마다 환자를 재평가 및 감시
아니오
저유량 산소 치료를 시작
SpO_2 또는 PaO_2를 재평가하고 산소 유속/F_IO_2를 적정화하여 SpO_2를 90% 이상 또는 PaO_2를 60 mmHg이상으로 유지
24시간마다 환자를 재평가 및 감시

가습/분무 치료(Humidity/Aerosol Therapy)

가습/분무 치료는 농축된 분비물을 습하게 하거나 무수 가스를 가습하기 위해 사용된다.

가습/분무 치료의 적응증

적응증	차가운 무자극 분무	가열된 무자극 분무	가습	열 습기 교환기(HME)	계량흡입기(MDI), 분말흡입기(DPI), 저용량분무기(SVN)
후두기관기관지염 성대문밑 부종 관제거후 부종 수술후 기도관리	X				
인공기도 (상기도 우회)		X	가습기 X	X 가열된 96시간 미만 또는 이송	

(다음 페이지에 계속)

가습/분무 치료의 적응증 *(계속)*					
적응증	차가운 무자극 분무	가열된 무자극 분무	가습	열 습기 교환기(HME)	계량흡입기(MDI), 분말흡입기(DPI), 저용량분무기(SVN)
가래 유도	X (고장식염수)				
저유량 산소 > 4L/min (코삽입관 등)			X 거품 가습기		
하부호흡기로 약제 투여					X

가습/분무 치료의 금기

- 기관기수축
- 기도 과민성
- 약제에 대한 특정 금기증(내재된 패키지 확인)
- 열 습기 교환기 금기증:
  - 짙고 다량의 분비물 또는 객혈
  - 호기량이 전달된 량의 70% 미만인 경우 (기관지폐샛길, 커프가 새는 경우)
  - 저체온(섭씨 32° 미만)
  - 분당 용량이 많은 경우(>10 L/min)

가습기/분무기의 종류 및 적용

기구	적용	유량/설정
실내 가습기	실내의 상대적 습도를 올림	통을 채우고 콘센트를 연결하고 전원을 켬
분무 텐트	소아 (후두기관기관지염, 후두개염 등)	통을 채우고 최대로 올려 짙은 분무가 나오도록 하고 $SpO_2 \geq 92\%$가 유지되도록 F_IO_2를 조절
거품 가습기	저유량 산소 공급(코삽입관, 단순 마스크 등)	$SpO_2 \geq 90\%$이 되도록 유량을 조절
알람을 지닌 가열된 가습기	기계적 환기, 2단계 기도 양압기(BiPAP), 지속성 기도양압(CPAP), 인공기도, 중성 온도 환경을 위한 영아 후드 또는 헤드박스	기도에서 섭씨 31–35°로 하거나 중성 온도 환경으로 정함 (영아에게 적용)

(다음 페이지에 계속)

가습기/분무기의 종류 및 적용(계속)		
기구	적용	유량/설정
열 습기 교환기(HME)	단기적 기계 환기를 통한 인공기도 (96시간 미만)	기도 저항 증가를 감시 (기도압력, 보조근의 사용 등)
저용량분무기 (SVN)	하부호흡기로 약제의 전달	6–8 L/min
Respiguard 저용량 분무기(SVN)	Pentamidine의 전달	6–8 L/min
계량흡입기(MDI), 분말흡입기(DPI)	하부호흡기로 약제의 전달	Holding chamber의 사용(MDI)
고용량분무기 (LVN)	무자극 분무 투입 (차갑거나 또는 가열된 것)	SpO_2 ≥90%이 되도록 유량 및 F_IO_2를 조절
HEART(지속형) 분무기	기관지확장제의 지속적인 투여	시간당 원하는 mg을 전달하기 위해 제조사별로 유량을 정함
초음파 분무기	무자극 분무 투입	통을 채우고 짙은 분무가 나오도록 하며 천식 환자에서는 주의하여 사용

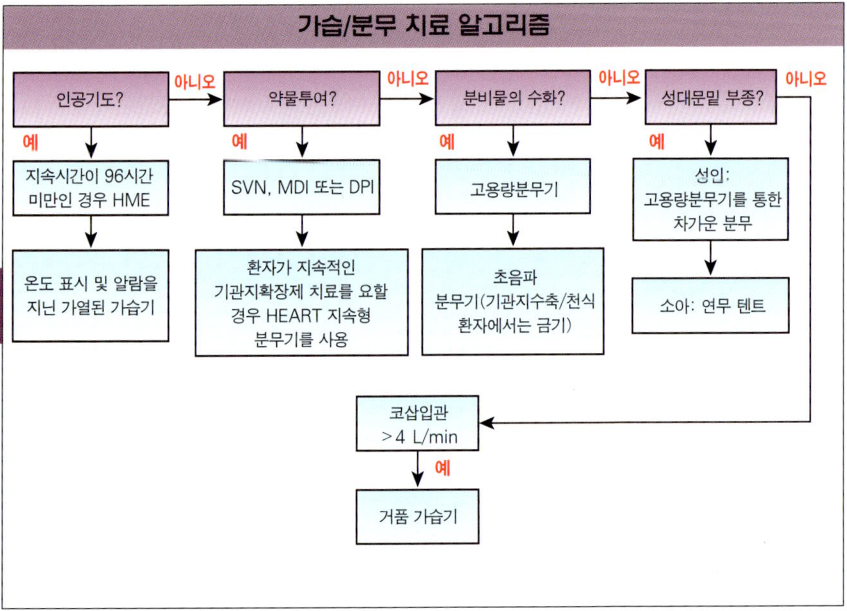
가습/분무 치료 알고리즘
인공기도?
아니오
예
지속시간이 96시간 미만인 경우 HME
온도 표시 및 알람을 지닌 가열된 가습기
약물투여?
아니오
예
SVN, MDI 또는 DPI
환자가 지속적인 기관지확장제 치료를 요할 경우 HEART 지속형 분무기를 사용
분비물의 수화?
아니오
예
고용량분무기
초음파 분무기(기관지수축/천식 환자에서는 금기)
성대문밑 부종?
아니오
예
성인: 고용량분무기를 통한 차가운 분무
소아: 연무 텐트
코삽입관 >4 L/min
예
거품 가습기

가습 및 분무 치료의 위험/합병증

- 가습 치료
  - 전기 쇼크 (가열된 가습기)
  - 저체온증 (HME 기구)
  - 화상 (가열된 가습기)
  - 농축된 분비물의 부종 (가열된 또는 차가운 가습)
  - 기도저항의 증가 (HME 기구)
  - 감염
- 분무 치료
  - 기관지수축
  - 감염
  - 수분 과다 공급
  - 기도 부종
  - 보호자의 간접 분무 노출

과팽창 치료 (Hyperinflation Therapy)

과팽창 치료는 폐를 팽창시켜 무기폐를 호전시키거나 예방, 분비물의 이동, 효과적인 기침 유도 및 약물 전달을 증진시키기 위해서 사용된다.

과팽창 치료의 적응증

- 무기폐, 무기폐 소인 (상복부 또는 가슴 수술)
- 제한성 폐질환 (신경근육)
- 분비물을 제거지 못함
- 만성폐쇄성폐질환에서 공기걸림의 감소
- 기관지확장제 전달의 최적화

과팽창 치료의 금기

- 유발 폐활량 측정법
  - 환자에게 지시하거나 감사하는 것이 불가능
  - 환자가 협조가 안 되거나 지시를 이해하지 못함
  - 환자가 심호흡을 하지 못함 (VC < 10 mL/Kg)

- 호기양압(PEP)/진동 PEP/지속성 기도양압(CPAP)/2단계 기도 양압기(BiPAP)
  - 환자가 증가된 호흡량을 견디지 못함
  - 머리속압력 증가
  - 심혈관계 합병증 (심근허혈, 정맥환류 감소)
  - 위팽만 또는 구토 위험
  - 폐쇄공포증
  - 마스크 사용으로 인한 얼굴 피부 손상
  - 폐의 압력손상
- 간헐적 양압호흡(Intermittent positive pressure breathing, IPPB)
  - 절대 금기: 치료하지 않은 기흉
  - 머리속압력 > 15mmHg
  - 혈역학적 불안정
  - 최근의 얼굴, 입, 굴(sinus) 또는 머리뼈 수술
  - 기관식도샛길
  - 최근의 식도 수술
  - 객혈
  - 오심/구토/복부 팽만
  - 치료하지 않은 활동성 결핵
  - 가슴 X-ray 상에서의 기포 존재

과팽창 방법

방법	적응증	임상적 목표	비고
유발 폐활량 측정법 (Incentive spirometry)	무기폐, 무기폐 소인 또는 신경근성 제한성 폐질환	폐용적을 증진시켜 기도내압을 증가	일부 환자는 호흡근력의 저하로 치료를 시행할 수 없을 수 있다. 환자는 독립적으로 이 방법을 수행할 수 있음

(다음 페이지에 계속)

과팽창 방법 *(계속)*

방법	적응증	임상적 목표	비고
날숨양압 (PEP)	무기폐, 분비물 누적, 만성폐쇄성 폐질환과 연관된 공기걸림	날숨 시 기도를 열어주며 분비물의 분포 및 이동 능력을 개선시킴 (FRC 증가)	환자는 협조 가능해야 함(자발적 호흡). 약제 동시 투여를 위해 SVN과 함께 사용될 수 있음. 환자는 독립적으로 이 방법을 수행할 수 있음.
진동 PEP	무기폐, 분비물 누적, 만성폐쇄성 폐질환과 연관된 공기걸림	진동하는 압력으로 날숨 시 기도를 열어주며 분비물의 분포 및 이동 능력을 개선시킴 (FRC 증가)	환자는 협조 가능해야 함(자발적 호흡). 약제 동시 투여를 위해 SVN과 함께 사용될 수 있음. 환자는 독립적으로 이 방법을 수행할 수 있음

(다음 페이지에 계속)

과팽창 방법 *(계속)*

방법	적응증	임상적 목표	비고
간헐적 양압호흡 (IPPB)	무기폐(다른 방법으로 실패한 후), 분비물의 이동, 약물 투여, 단기간 환기 보조	들숨 시 양압을 걸어서 폐를 과팽창시킴과 동시에 약제를 투여함	들숨 시 양압을 걸어서 폐를 과팽창시킴과 동시에 약제를 투여함
지속성 기도양압 (CPAP)	들숨 및 날숨 시 양압을 적용 (10–20 cm H_2O)	FRC를 증가시키고 폐를 과팽창시킴	FRC를 증가시키고 폐를 과팽창시킴
2단계 기도 양압기 (BiPAP)	들숨양압 및 날숨양압을 적용	FRC를 증가시키고 폐를 과팽창시킴	FRC를 증가시키고 폐를 과팽창시킴

과팽창 알고리즘

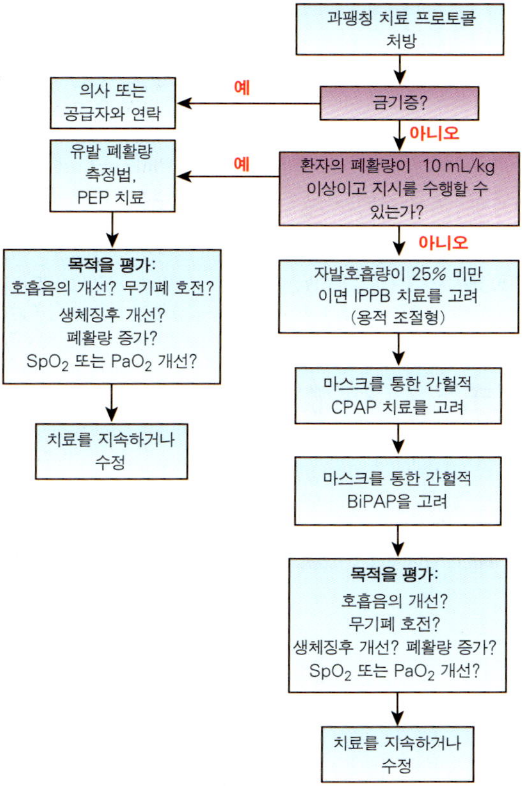

과팽창 치료 프로토콜 처방
금기증?
예
의사 또는 공급자와 연락
아니오
환자의 폐활량이 10 mL/kg 이상이고 지시를 수행할 수 있는가?
예
유발 폐활량 측정법, PEP 치료
목적을 평가:
호흡음의 개선? 무기폐 호전?
생체징후 개선?
폐활량 증가?
SpO_2 또는 PaO_2 개선?
치료를 지속하거나 수정
아니오
자발호흡량이 25% 미만이면 IPPB 치료를 고려 (용적 조절형)
마스크를 통한 간헐적 CPAP 치료를 고려
마스크를 통한 간헐적 BiPAP을 고려
목적을 평가:
호흡음의 개선?
무기폐 호전?
생체징후 개선? 폐활량 증가?
SpO_2 또는 PaO_2 개선?
치료를 지속하거나 수정

과팽창 치료의 위험/합병증

- 과환기 (저탄산증)
- 압력손상 (양압 방법)
- 저산소혈증 (보조 산소가 치료도중 장기간 제거될 경우)
- 머리속압력의 증가 (양압 방법)
- 심혈관계 합병증 (양압 방법)
- 위 흡입 (양압 방법)

기관지 위생 관리

기관지 위생 관리 방법은 기침을 개선시키고 분비물의 이동을 촉진하는데 사용된다. 이들 방법의 대부분은 과팽창 치료법과 일부 중복된다.

기관지 위생 관리의 적응증

- 무기폐 소인의 존재
- 분비물이 많거나 분비물을 효과적이로 이동하지 못함
- 낭성섬유증, 기관지확장증 또는 공동성 폐질환의 증거
- 가래 생성이 25–30 mL/day 이상이면서 가래 제거의 어려움 (성인)
- 인공 기도를 하고 있으면서 분비물이 많은 경우

기관지 위생 관리의 금기증

- PEP/조동 밸브(Flutter valve)/CPAP/BiPAP
  - 환자가 증가된 호흡량을 견디지 못함
  - 머리속압력 증가
  - 심혈관계 합병증 (심근허혈, 정맥환류 감소)

- 위팽만 또는 구토 위험
- 폐쇄공포증
- 마스크 사용으로 인한 얼굴 피부 손상
- 폐의 압력손상

가슴 물리치료 및 체위배액(CPPD)

환자 체위배액

- 절대적 금기증
  - 불안정한 목뼈 골절
  - 혈역학적 불안정을 동반한 출혈

상대적 금기증

- 머리속압력의 증가 (>20 mmHg)
- 최근의 척추 수술
- 급성 척수손상
- 치료하지 않은 폐기종
- 기관지폐샛길
- 울혈성심부전을 동반한 폐부종
- 가슴막 삼출
- 환자가 체위 변경을 견디지 못하는 경우
- 갈비뼈골절
- 조절되지 않는 고혈압
- 조절되지 않는 객혈
- 흡인 위험

외부 가슴벽 도수법

- 피하 피부밑폐공기증
- 최근의 경질막바깥 또는 척추 마취
- 최근의 피부 이식
- 화상, 개방성 창상 또는 피부 감염
- 최근의 심장박동조율기 이식
- 폐결핵 의심
- 폐 좌상
- 갈비뼈 골수염
- 골다공증
- 혈액응고병증
- 가슴벽 통증 호소

기관지 위생 관리법

방법	적응증	임상적 목표	비고
날숨양압 (PEP)	무기폐, 분비물 누적, 만성폐쇄성 폐질환과 연관된 공기걸림	날숨시 기도를 열어주며 분비물의 분포 및 이동 능력을 개선시킴 (FRC 증가)	환자는 협조 가능해야 함 (자발적 호흡). 약제 동시 투여를 위해 SVN과 함께 사용될 수 있음. 환자는 독립적으로 이 방법을 수행할 수 있음
진동 PEP	무기폐, 분비물 누적, 만성폐쇄성 폐질환과 연관된 공기걸림	진동하는 압력으로 날숨시 기도를 열어주며 분비물의 분포 및 이동 능력을 개선시킴 (FRC 증가)	환자는 협조 가능해야 함 (자발적 호흡). 약제 동시 투여를 위해 SVN과 함께 사용될 수 있음. 환자는 독립적으로 이 방법을 수행할 수 있음
가슴 물리치료 및 체위배액 (CPPD)	무기폐, 분비물 누적, 분비물 제거 문제	환자 체위로 외부 가슴벽 도수법과 함께 폐의 배액을 촉진시킴	임상적 효용의 증거는 증례 보고 수준임.

(다음 페이지에 계속)

기관지 위생 관리법 *(계속)*

방법	적응증	임상적 목표	비고
고주파 가슴벽 진동 (The vest)	분비물, 분비물 제거의 문제	환자가 착용한 공기압 조끼를 통해 고주파 맥압을 사용하여 가슴벽을 외부에서 조작	환자는 독립적으로 이 치료를 수행할 수 있음. 장비가 고가임
폐내 타진성 환기(IPV)	분비물, 분비물 제거의 문제	맥압으로 분비물을 이동시키면서 평균 기도압을 증가시키기 위해 고주파 호흡기를 사용	약물 전달을 동시에 하는데 사용할 수 있음. 환자는 독립적으로 이 치료를 수행하도록 지시받을 수 있음.

체위 배액 자세

오른 및 왼우엽의 뒤꼭대기구역

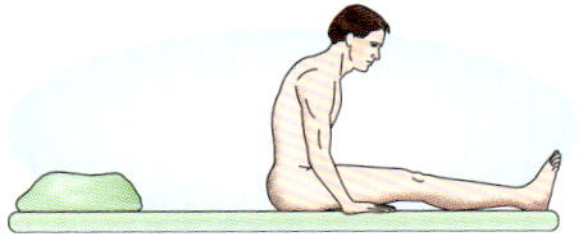

- 환자를 앉히고 앞으로 45° 정도 기울인다.
- 타진 부위는 어깨뼈 바로 윗부분으로 손가락을 어깨 쪽으로 뻗는다.

오른 및 왼위엽의 앞꼭대기구역

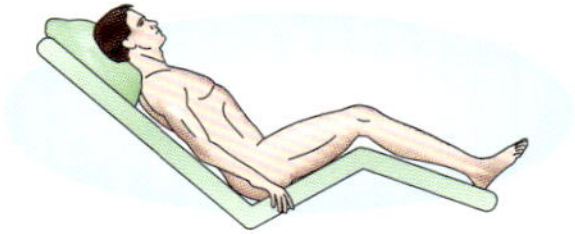

- 환자를 앉히고 뒤로 45° 정도 기울인다.
- 타진 부위는 빗장뼈 바로 아랫부분이다.

오른 및 왼위엽의 앞구역

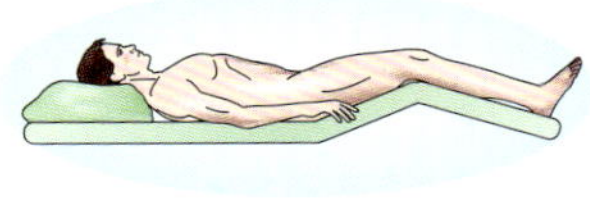

- 환자를 바로 눕히고 침대는 평평하게 놓는다.
- 타진 부위는 젖꼭지 바로 윗부분이다.

왼위엽의 뒤구역

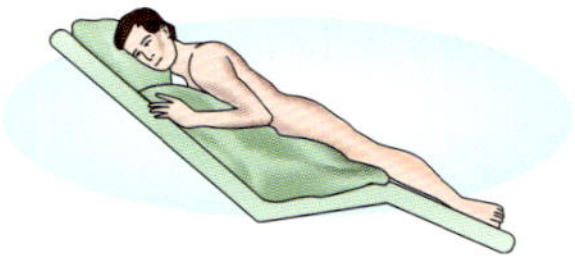

- 환자를 엎드린 자세에서 1/4 정도 돌리고, 우측으로 지지하면서 침대 머리부분은 18인치 높인다.
- 타진 부위는 좌측 어깨뼈 바로 윗부분이다.

오른위엽의 뒤구역

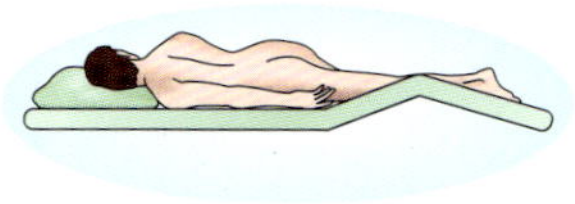

- 환자를 엎드린 자세에서 1/4 정도 돌리고, 좌측으로 지지하면서 침대는 평평하게 놓는다.
- 타진 부위는 우측 어깨뼈 바로 윗부분이다.

왼엽의 혀구역

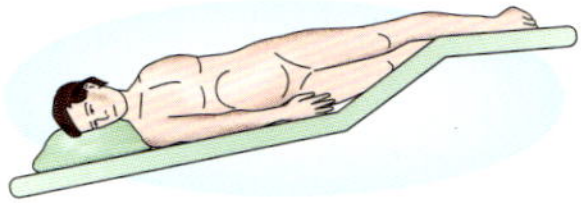

- 환자를 누운 자세에서 1/4 정도 돌리고, 우측으로 지지하면서 침대 발부분을 12인치 높인다.
- 타진 부위는 좌측 젖꼭지 바로 위와 겨드랑이 아래부분이다.

오른중간엽

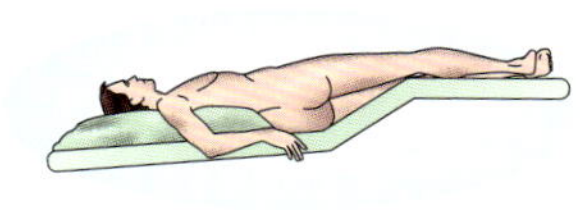

- 환자를 누운 자세에서 1/4 정도 돌리고 침대 발 부분을 12인치 높인다.
- 타진 부위는 우측 젖꼭지 바로 위와 겨드랑이 아래부분이다.

오른쪽 및 왼쪽 폐의 앞바닥구역

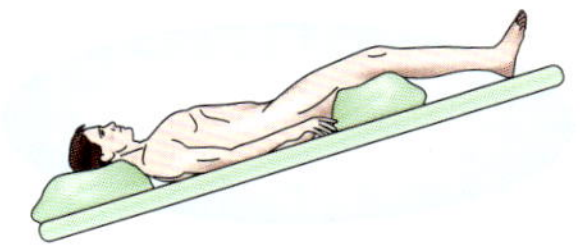

- 환자를 누운 자세로 놓고 침대 발 부분을 18–20인치 높인다.
- 타진 부위는 아래 갈비뼈이다.

오른쪽 및 왼쪽 폐의 뒤바닥구역

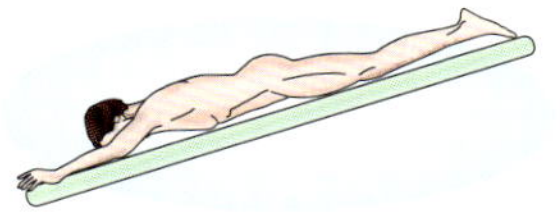

- 환자를 엎드린 자세에서 침대의 발 부분을 18–20인치 높인다.
- 타진 부위는 아래 갈비뼈이다.

아래엽의 왼쪽가쪽구역

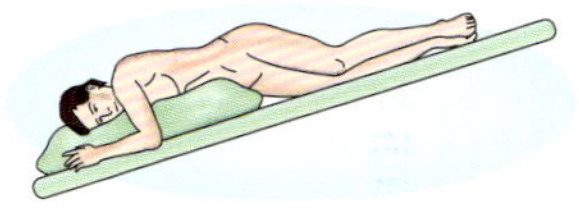

- 환자를 우측으로 위치시키고 침대 발부분을 18–20인치 높인다.
- 타진 부위는 아래 갈비뼈이다.

아래엽의 오른쪽가쪽구역

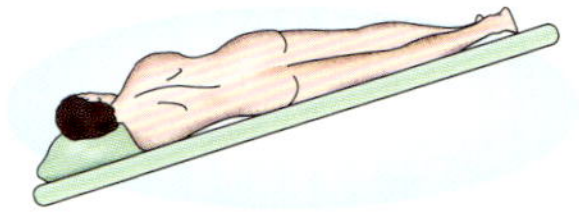

- 환자를 좌측으로 위치시키고 침대 발부분을 18–20인치 높인다.
- 타진 부위는 하부 갈비뼈이다.

오른쪽 및 왼아래엽의 위구역

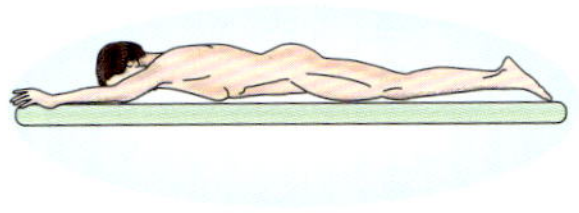

- 환자를 엎드린 자세에서 침대는 평평하게 놓는다.
- 타진 부위는 어깨뼈 아래 가장자리의 바로 아랫부분이다.

기관지 위생 관리 계획

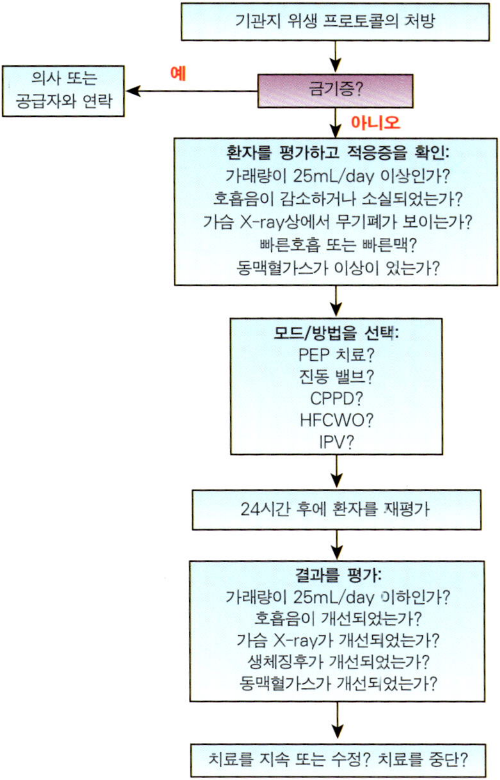
기관지 위생 프로토콜의 처방
금기증?
예
의사 또는 공급자와 연락
아니오
환자를 평가하고 적응증을 확인:
가래량이 25mL/day 이상인가?
호흡음이 감소하거나 소실되었는가?
가슴 X-ray상에서 무기폐가 보이는가?
빠른호흡 또는 빠른맥?
동맥혈가스가 이상이 있는가?
모드/방법을 선택:
PEP 치료?
진동 밸브?
CPPD?
HFCWO?
IPV?
24시간 후에 환자를 재평가
결과를 평가:
가래량이 25mL/day 이하인가?
호흡음이 개선되었는가?
가슴 X-ray가 개선되었는가?
생체징후가 개선되었는가?
동맥혈가스가 개선되었는가?
치료를 지속 또는 수정? 치료를 중단?

기관지 위생 관리 치료의 위험/합병증

- 과환기(저탄산증)
- 압력손상 (양압 방법)
- 저산소혈증 (보조 산소가 치료도중 장기간 제거될 경우) 또는 환자 체위에 따른 환기/관류 불균형
- 머리속압력의 증가 (양압 방법 및 체위성 머리 위치, 과도한 기침)
- 심혈관계 합병증 (양압 방법 및 체위성 머리 위치)
- 위 흡입 (양압 방법)
- 구토/흡인

기관절개 관리

기관절개 및 입구 관리의 주 목적은 감염을 줄이고 기도를 유지하는 것이다.

감염 조절 (기관절개 부위 관리)

- 가슴 청진으로 양측의 호흡음을 듣고 기관절개 위치를 교정한다. 흡인 시 환자를 평가하고 다른 조치를 하기 전에 흡인을 한다.
- 더러워진 드레싱 및 기관절개 끈(기관절개관을 항상 고정시켜 발관되지 않게 함)을 제거한다.
- 2×2 거즈패드와 면봉을 사용하여 입구와 주위 피부를 과산화수소와 증류수 50/50 혼합으로 깨끗이 한다. 발적, 고름 또는 다른 감염 징후를 관찰한다.
- 과산화수소 혼합으로 닦은 부위를 2×2 거즈패드와 면봉을 사용하여 증류수로 다시 닦는다.
- 살균된 2×2 거즈패드로 부위를 건조하게 닦는다.
- 깨끗한 기관절개 끈으로 고정한다.
- 깨끗한 드레싱을 대고 기관절개관 옆부분의 아래로 밀어넣는다.

■ 내관을 제거하고(탈착식 내관을 지닌 경우) 과산화수소로 세척한다. 그런 다음 증류수로 헹구고 재삽입하기 전에 흔들어서 말린다.
■ 시술 후 기관절개관의 위치를 확인하기 위해 가슴을 청진한다.

기도 유지

■ 내관(탈착식 내관)의 규칙적인 세척 및 교체로 기관절개관이 막히지 않도록 유지한다.
■ 규칙적인 흡인 (우발성 호흡음으로 시사함)

굴곡기관지경술 보조

굴곡기관지경술은 기관기관지의 시각적 검사 및 임상 검사분석에 필요한 검체 수집이 가능한 침습적 검사이다.

치료적 적응증

■ 기도의 과도한 분비물 제거
■ 이물질 제거
■ 인공 기도의 평가 및 위치

진단적 적응증

■ 세포검사, 조직검사 및 미생물검사를 위한 하부호흡기 분비물을 채취
■ 병변의 평가 (X-ray 또는 CT 스캔에서 확인된 병변)
■ 양성 가래 세포검사 결과의 평가
■ 독성 물질의 흡인 또는 흡입으로 인한 손상의 평가
■ 객혈의 평가

굴곡기관지경술의 절대 금기증

- 시술에 대한 환자의 서명이 담긴 동의서 없는 경우
- 적절한 시설이 미비한 경우 (소생 장비, 인력 등)
- 충분한 산소 공급이 불가능한 상태

굴곡기관지경술의 상대 금기증

- 환자 협조가 없는 경우
- 최근의 심근경색 또는 불안정성 협심증
- 부분적 기관 폐쇄
- 중등도 또는 중증의 저산소혈증
- 폐고혈압
- 폐농양
- 레이저 치료의 필요성
- 방사선이 시술에 필요한 경우 임신 또는 임신 의심 시

굴곡기관지경술시의 보조

준비 및 장비 정렬

- 기관지경 및 조명
- 흡인 장치 (작동시켜서 연결관을 확인)
- 카트 및 소생 장비를 확인
- 산소 치료 장비 (유량계, 마스크, 코삽입관)
- 성분표시가 된 수액 (95% 알콜, 포르말린, Saccomanno's 용액, 생리식염수, 링거젖산용액)
- 현미경 슬라이드
- 흡인 트랩(suction trap) (진단적 검체 수집 포착)
- 생검겸사, 브러쉬 및 Wang 바늘
- 성분표시가 된 50ml 생리식염수 (500mL 용기에 담아도 무방)
- 성분표시가 된 50ml 2% 리도카인 (성대 아래)
- 성분표시가 된 20ml 1:20,000 에피네프린
- 성분표시가 된 4ml 아세틸시스테인주사기

- 10, 20 및 50 mL 주사기
- 재갈 (구강용)
- 정맥내 주사 장비

적절한 환자 감시를 구축

- 자동화된 비침습적 혈압 감시
- 심전도 감시
- 지속적인 맥박산소계 감시
- 차트 기록

환자 마취/진통

- 개별적 보호 장비 장착
- 4% 리도카인 4mL를 2.5-5.0 mg 알부테롤과 함께 SVN으로 분무
- Cetacaine 또는 Hurricane 스프레이에 이어 분무 리도카인을 투여하여 상부 호흡기 반사를 억제
- 4% 리도카인 젤리에 담근 면봉을 사용하여 코의 감각을 둔감화
- 정맥혈관을 잡고 진통 목적으로 다이아제팜, 미다졸람 또는 로라제팜을 투여. 정맥혈관확보 및 의식하 안정에 대해서는 지역 정책 및 절차 매뉴얼 참조.

시술 동안의 보조

- 보조 산소를 공급 (마스크 또는 코삽입관)
- 의사의 요구에 따라 진통제를 투여
- 의사의 요구에 따라 식염수 세척을 시행 (잠시 흡인선을 차단)
- 검체 생검시 의사를 보조 (브러쉬, 겸자, Wang 바늘)
- 임상검사를 위해 검체를 준비 (슬라이드, 브러수, 조직 검체 등)
- Lukens 트랩시 필요할 때 흡인물을 수집
- 환자 감시를 보조

시술 후

- 환자를 지속적으로 감시하고 안정적인지 확인
- 모든 서류를 준비
- 기관지경 초기 세척을 시행
- 모든 임상검사 검체의 표지 및 서류가 정확한지 확인

위험/합병증

굴곡기관지경술은 침습적인 시술이다. 이는 반드시 알고 있어야 할 위험 및 합병증의 가능성이 있다.

- 저산소혈증
- 고탄산혈증
- 쌕쌕거림
- 저혈압
- 후두연축, 기관지연축, 느린맥
- 출혈
- 기도 저항 증가
- 감염

가슴천자 보조

가슴천자는 임상검사를 위해 가슴막의 삼출액을 제거하는데 사용된다. 이는 바늘을 사용하며 피부를 관통하여 가슴막안을 천자하고 검사를 위해 검체를 흡인한다.

적응증

- 가슴막삼출액으로 인한 호흡 부전의 완화
- 세포검사 및 암 병기 확인을 위한 검체 채취

금기증

- 환자의 서명 동의가 없는 경우
- 환자 협조가 안 되는 경우
- 혈액응고병증
- 호흡부전
- 혈역학적 또는 심장의 불안정성, 불안정 협심증

시술시 보조

- 환자가 불안정할 경우 적절한 감시를 시행한다(자동화된 비침습적 혈액측정, 심전도, 지속적 산소계).
- 다음을 준비한다:
  - 요오드 소독제
  - 살균된 도포
  - 살균된 장갑
  - 2% 리도카인
  - 16–19 게이지 큰 바늘
  - 쓰리웨이 마개 (Three-way stockcock)
  - 0.1mL 헤파린이 담긴 검체 용기
  - 산소 치료 장비 (유량계, 마스크 또는 코삽입관)
  - 모든 서류를 준비
- 필요할 때 의사를 보조
- 수집된 모든 검체에 표지를 붙이고 임상검사 서식을 준비

시술 후

- 필요없는 물품은 폐기처분
- 환자가 안정상태인지 감시
- 가슴 X-ray를 처방

위험/합병증

합병증은 드물지만 발생할 수 있다.

- 공기가슴증
- 출혈
- 혈관미주반응
- 감염

호기말이산화탄소분압측정술(Capnography)

호기말이산화탄소분압측정술은 적외선센서를 사용하여 호기말이산화탄소분압을 측정하는 비침습적인 방법이다. 연결기를 기도 한 쪽에 위치시키고 여기서 직접 검체를 측정하거나 원위부에서의 모니터로 측정한다.

적응증

- 내쉰 이산화탄소를 평가
- 폐질환의 경중을 감시
- 기관내관 (기관 또는 식도)의 위치를 평가
- 인공호흡기/기도의 열림 상태를 감시
- 환기 보조의 효율성을 평가
- 폐혈류 및 결혈류의 적절성을 감시
- 인공호흡기/환자의 접촉면의 그래프식 평가

금기증

- 없음

호기말이산화탄소분압측정술 감시

- 원하는 장비를 준비한다:
  - 호기말이산화탄소 모니터
  - 기도 연결기/관 (제조사별)
  - 보정 가스 (제조사별)
- 모니터를 콘센트에 연결한다(비상용 전원공급이 있는 것을 선호).
- 모니터는 제조사의 지침/사양에 따라 보정한다.
- 환자의 기도에 모니터를 연결하고 정확한 그래프 또는 수치 반응을 관찰한다.
- 모니터의 데이터와 동맥혈가스를 비교한다.

위험/합병증

- 연결기가 기도 및 환자에 비해 너무 큰 경우 사강이 증가한 가능성
- 센서의 무게로 인해 발관되거나 기도에 회전력이 가해질 가능성

이동형 수면 감시

이동형 수면 감시는 호흡과 연관된 수면 장애 환자의 평가에 과거 수십년 동안 사용이 증가되어 왔다. 다채널 모니터는 심전도, 공기량, 호흡노력 및 맥박산소계의 비침습적인 측정을 가능하게 해준다.

적응증

- 심한 증상을 지니고 표준 수면다원검사(PSG)가 불가능한 환자
- 수면다원검사 연구실에서 검사를 할 수 없는 환자
- 수면다원검사 검사실에서의 진단 후 추적 검사에 사용

금기증

- 절대적 금기증은 없음
- 자격을 갖춘 의사가 치료 개입(CPAP)을 할 수 없는 경우

이동형 수면 감시의 설정

- 필요한 장비를 얻음
  - 다채널 수면 감시
  - 일회용 산소측정 탐색자
  - 일회용 공기량 센서
  - 일회용 심전도 유도
  - 모니터 탐색자에 대한 케이블/접촉면

- 모니터를 환자에 연결한다.
  - 심전도 유도를 빗장뼈와 중간겨드랑선을 따라 4번째 갈비사이공간 사이에 붙인다(우측은 흰색, 좌측은 검은색).
  - 환자의 복부에 호흡노력 밴드를 가지런히 고정시킨다.
  - 산소측정기 탐색자를 손가락에 놓고 테이프로 고정시킨다.
  - 공기량 센서를 환자의 윗입술에 놓고 탐색자는 콧구멍을 바로 지나도록 한다(코삽입관과 유사).
  - 코골이 마이크로폰을 접착판으로 후두에 부착하고 테이프로 고정을 강화한다.
  - 케이블을 모니터에 연결한다.
  - 모니터를 콘센터에 연결하고 전원을 켠다.

위험/합병증

- 가정 수면 감시에서 위험/합병증은 없음
- 가정 감시에서 감시하지 않을 경우의 제한점
  - 수면 환경에 대한 조절을 못함
  - 환자가 수면 습관이 잘 못 들 수 있음
  - 수면 동반자가 연구 결과를 방해할 수 있음
  - 필요한 경우 치료적 개입을 할 자격을 갖춘 의사가 없음
  - 기술적/환자의 어려움으로 인해 데이터 소실율이 높음

산소 불포화반응의 평가를 위한 운동 검사

운동 검사는 환자가 운동 시 불포화반응을 보일 수 있는지, 얼마나 보이는지를 평가하기 위해 수행할 수 있다. 이는 또한 운동 시 환자의 산소 요구량이 얼마인지를 결정하기 위해서도 사용될 수 있다.

적응증

- 운동 시 동맥혈 산소 포화도의 적절성을 정량화할 필요
- 운동 시 치료적 개입(산소 치료)에 대한 반응을 정량화할 필요
- 운동 시 보조 산소 용량을 조절할 필요
- 환자의 장애 정도를 평가하기 위한 필요
- 폐절제술/이식을 위한 수술전 평가

금기증

절대 금기증(Absolute contraindications)

- 급성 심전도 변화 (허혈, 심각한 부정맥 등)
- 불안정 협심증
- 최근의 심근경색
- 동맥류 (심장 또는 대동맥)
- 조절되지 않는 고혈압
- 깊은정맥혈전증
- 최근의 전신 또는 폐색전
- 급성 심장막염
- 증상이 있는 대동맥 협착증
- 조절되지 않는 심부전
- 조절되지 않거나 급성인 천식
- 폐부종
- 호흡부전

상대 금기증(Relative contraindications)

- 맥박산소계의 부정확한 데이타
- 환자의 비협조
- 심한 폐고혈압
- 전해질 불균형
- 안정 시 혈압 상승 (이완기 > 110 mmHg, 수축기 > 200 mmHg)
- 운동에 의해서 예방되거나 악화되는 신경근, 근골격 또는 류마티스 질환
- 복합 또는 진행된 임신
- 실내공기에서 SpO_2 또는 SaO_2 < 85 mmHg
- 심근병증

운동 산소측정기 평가 시행

- 필요한 장비의 점검
  - 트레드밀, 운동력 측정계 또는 다른 운동 장비
  - 심전도 모니터
  - 맥박산소측정기
  - 비침습적 수동 또는 자동 혈압계
  - 동맥혈가스 채취 장비
  - 제세동기 및 응급 소생장비
  - 산소 치료장비 및 유량계
- 감시를 위해 환자에 기기 장착
  - 심전도
  - SpO_2
  - 혈압
  - 적응이 되는 경우 동맥혈 채취 준비
- 운동 검사를 시작 (경사 또는 안정 상태 프로토콜)
- 환자의 SpO_2가 88% 미만인 경우 산소치료를 시작하고, SpO_2가 90% 이상을 유지하도록 조절한다.
- 모든 감시 데이타, 일량, 기간 및 산소치료 개입을 기록한다.

위험/합병증

- 심전도 변화 (ST 상승 또는 하강, 부정맥, 심실빠른맥 등)
- 심한 불포화반응 (SpO_2 < 80%)
- 협심증
- 저혈압
- 머리가 멍함
- 피로
- 근육 경련

중환자 평가

생체 징후

심박동수(heart rate)	6세 — 75–120/min 10세 — 50–90/min 16세 — 50–90/min 성인 — 60–100/min 노인 — 60–100/min
호흡수 (respiratory rate)	소아 — 20–40/min 청소년 — 15–20/min 성인 — 12–20/min
혈압 (blood pressure)	6세 — 95/57 mmHg 10세 — 95/57 mmHg 16세 — 120/80 mmHg 성인 — 120/80 mmHg 노인 — 120/80 mmHg
체온(temperature)	소아 — 36.1° –37.7℃ 청소년 — 35.8° –37.3℃ 성인 — 35.5° –37.5℃

이학적 소견

- 시진(inspection)
  - 호흡작업량?
  - 색깔?
  - 코벌렁임, 후퇴, 보조근 사용?
  - 호흡곤란, 호흡수 증가?
  - 완전한 문장의 발화 가능?
  - 발한?
  - 목정맥 확장?
- 촉진(palpation)
  - 대칭적 가슴 움직임 (동요가슴)?
  - 통증 또는 압통 부위 (좌상)?
  - 피부밑폐공기증?
- 타진(percussion)
  - 둔탁음 또는 탁음 (결절/삼출액)?

- 과다공명 (공기가슴증)?
- 가로막 운동?

- 청진(auscultation)
  - 우발성 호흡음(삼출액, 기관지연축, 부종, 경화)

환기 평가

일회호흡량	정상: 4−7 mL/kg
일분호흡량	정상: 5−7 L/min(성인)
빠르고 얕은 호흡 지표〔호흡수/일회호흡량 (L)〕	정상: <100
이산화탄소 분압 ($PaCO_2$)	정상: 35−45 mmHg
날숨끝 이산화탄소 분압 (P_ECO_2)	정상: 35−43 mmHg
사강($V_{D\ ana}$, V_D/V_T)	해부학적: 정상 1 mL/lb 체중 V_D/V_T : 정상 0.25−0.35
최대 들숨압 (MIP)	정상 >−50 cmH_2O

산소화 평가

산소 함유량 $CaO_2 = SaO_2(Hb \times 1.34) + (PaO_2 \times 0.003)$	정상 : 20 mL/dL 범위 15−24 mL/dL
PaO_2	정상 : 80−100 mmHg
SpO_2	정상 : >90%
산소 공급 $DO_2 = Q_T \times (CaO_2 \times 10)$	정상 : 1000 mL/min
동정맥혈 산소 함량차 ($CaO_2 - CvO_2$)	정상 : 5 mL/dL 범위 4−6 mL/dL

산소화 평가 *(계속)*

PaO_2/F_iO_2	정상 : >200
PaO_2/P_AO_2	정상 : 0.8-0.9
산소 소모 ($VO_2 = Q_T(Ca-vO_2 \times 10)$)	정상 : 250 mL/min
산소 섭취율 $O_2ER = \dfrac{CaO_2 - CvO_2}{CaO_2}$	정상 : 0.25
폐단락 $Qs/Q_T = \dfrac{C_cO_2 - CaO_2}{C_cO_2 - CvO_2}$	정상 : < 0.20

심혈관계 평가

모세혈관 재충전	정상: <3초 증가: >3초 (심박출량 또는 말초관류 감소)
목정맥확장	정상: 복장뼈각 상부 3-4cm 미만
심박출량	정상: 4-8 L/min
심장지수	정상: 2.5-4.4 L/min/㎡
중심정맥압	정상: 0-8 mmHg
폐모세혈관쐐기압	정상: 4-12 mmHg
폐동맥압	정상: 15-25 mmHg/8-15 mmHg
평균 폐동맥압	정상: 10-15 mmHg
심전도	박동수, 리듬, P파, P-R 간격, QRS, ST 분절, 기타?

신경학적 검사
글래스고 혼수 척도

반응	눈 뜨기	대답하기	운동반응
6	없음	없음	명령에 따름
5	없음	지남력 있음	통증 자극을 제거하기 위한 움직임
4	자발적	혼돈	통증 자극으로부터 피하기 위해 움츠림
3	소리에 반응	부적절	비정상적 팔꿈치 굽힘
2	통증에 반응	이해할 수 없음	팔꿈치 폄, 손목 굽힘, 어깨 돌림
1	반응 없음	반응 없음	반응 없음

Guidelines: Glasgow Coma Score (GCS) of 14 = normal. Glasgow Coma Score(GCS) of 3 = profound coma.

수분 및 전해질

- 소변 배출량
  - 정상: 1200 mL/day (최소 12 mL/hr)
- 발등 부종의 징후?
- 전해질 (정상치)
  - Na^+ 137−147 mEq/L
  - K^+ 3.5−5 mEq/L
  - Mg^+ 1.8−3.0 mEq/L
  - Cl^- 98−105 mEq/L
  - Total CO_2 24−30 mEq/L

환기 부전의 분류

환기 부전은 호흡계가 충분한 산소를 적절하지 못하거나 대사로 생성된 이산화탄소를 적절하게 배출하지 못하는 상태이다.

1형 호흡부전(Type I respiratory failure)

정상탄산 호흡부전	
pH	7.35–7.45
$PaCO_2$	25–40 mmHg
HCO_3^-	22–26 mEq/L
PaO_2	40–59 mmHg

1형 호흡부전의 원인

- 폐단락
- 확산 장애
- 불충분한 전신 혈류
- 빈혈, 시안화수소 중독, 메트헤모글로빈혈증

2형 호흡부전(Type II respiratory failure)

고탄산 호흡부전	
pH	>7.35
$PaCO_2$	>50 mmHg
HCO_3^-	정상 또는 ↑
PaO_2	<50 mmHg

2형 호흡부전의 원인

- 신경학적 질환 (중추신경계 억제, 약물 남용, 척수손상, 중증근무력증, 길랑–바레 증후군 등)
- 호흡근질환 (피로, 근디스트로피, 소아마비 등)
- 흉벽 이상 (공기가슴증, 동요가슴, 척주뒤옆굽음증, 혈액가슴, 가슴막 삼출 등)
- 기도 폐쇄 (상부 또는 하부 기도)
- 폐질환 (만성폐쇄성폐질환, 폐렴, 폐섬유화, 폐부종)
- 고탄산증 (패혈증, 화상 등)

기도 관리

기도 관리는 호흡부전이 존재하거나 또는 호흡부전이 임박했을 때 기도 개방성을 유지하는데 중요하다. 기도 개방이 즉시 확보되어야지만 환기(자발적 또는 인공적)가 재개되거나 지속될 수 있다.

기도 개방을 위한 자세 조절

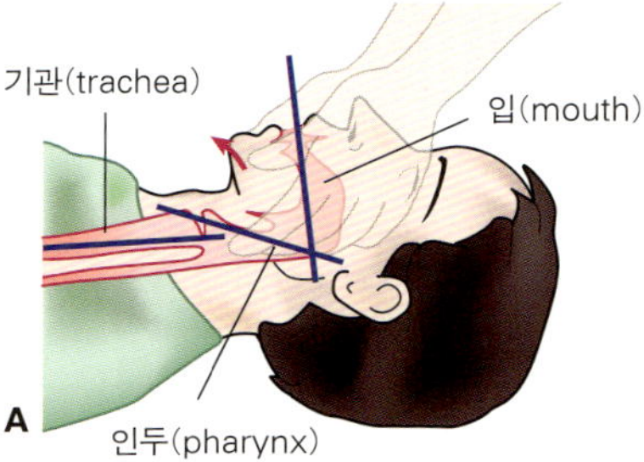

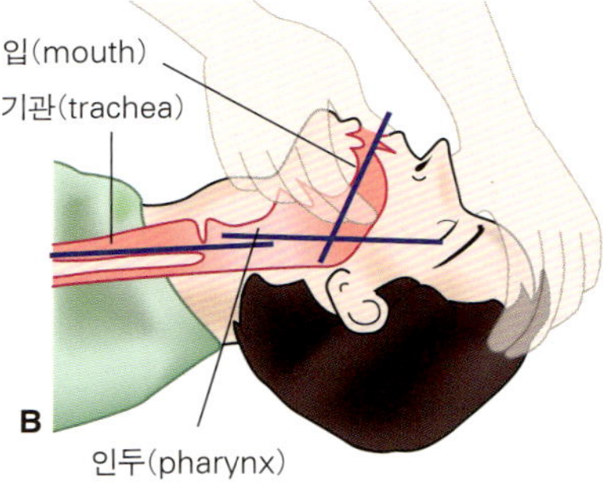

- 머리를 기울임
- 아래턱의 전방 전위

수동 소생기

수동 소생기는 인공 기도유지기가 있거나 없는 환자에게 일시적인 환기 보조를 제공한다.

자가-팽창 수동 소생기(Self-inflating manual resuscitators)

- 소생/마스크 기구를 준비한다.
- 산소 유량계를 연결하여 10–15 L/min의 속도로 설정한다.
- 마스크를 환자의 안면에 대거나 소생기를 인공 기도유지기에 연결한다.
- 적절한 일회호흡량과 12–20/min의 속도로 수동적으로 호흡을 불어넣는다.
- 환자가 청색증, 위팽만 또는 구토를 하는지 평가한다.

단순 기도

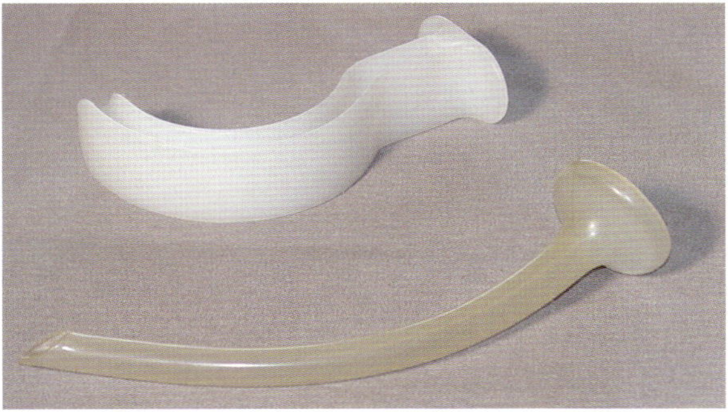

- 코인두 기도유지기
- 입인두 기도유지기

진보된 기도유지기

콤비튜브 기도유지기 (Combitube airway)

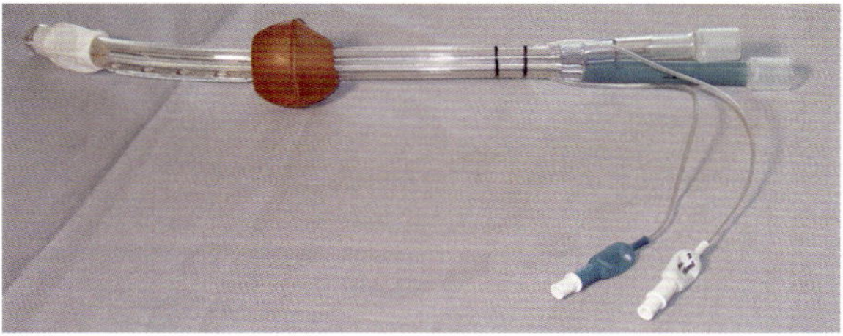

이 기도유지기는 방사선 가이드없이 그냥 삽입되며(대개 식도로) 두개의 커프와 내강을 가지고 있다. 정확한 내강이 사용되었는지 확인하기 위해 호흡을 주의깊게 평가해야 한다.

인두 마스크 기도유지기 (LMA)

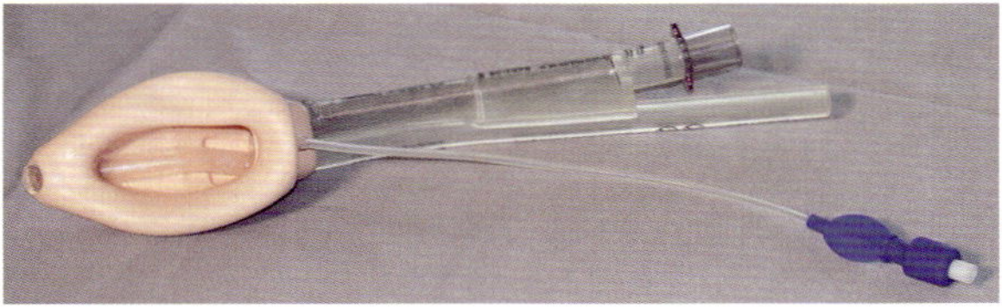

마취 시 흔히 사용된다. 이 기도유지기는 구인두를 지나 식도로 삽입되어 상부식도괄약근에 안착한다.

기관내관(Endotracheal tube)

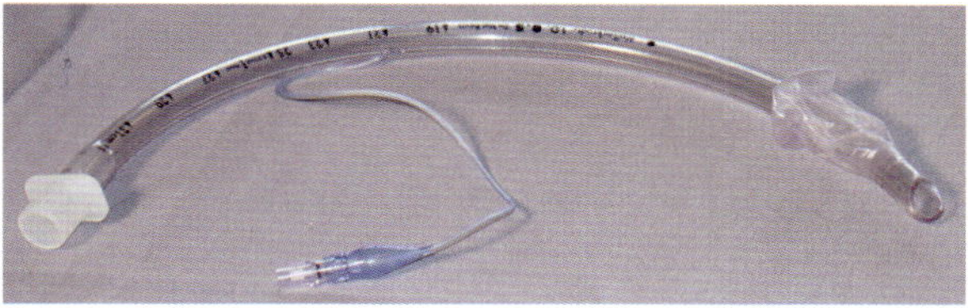

이 기도유지기는 기관으로 삽입된다(날숨끝 이산화탄소 감시, 호흡음 및 가슴 X-ray로 위치를 확인).

이중내강 기관내관(Double lumen endotracheal tubes)

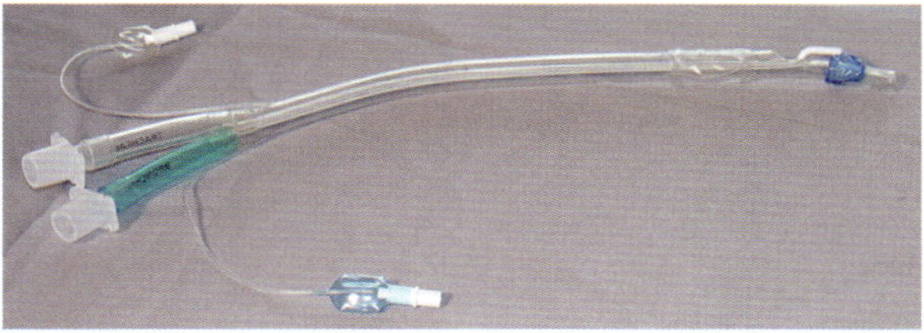

Carlen's 튜브
Robershaw 튜브

기관삽관

기관삽관의 적응증

- 외상성 상부기도 폐쇄
- 무호흡
- 기도 보호의 필요성
- 심폐정지
- 기도 출혈
- 후두 또는 상부기도 부종

금기증

- 기관삽관/소생술을 원하지 않는다는 서명된 공식 문서 (사전의료지시서 또는 유언장)

기관삽관 절차

- 필요 장비를 준비
  - 산소유량계
  - 수동 소생기 (공기주머니/마스크)
  - 후두경 및 후두경날
  - Yankauer 흡인 및 흡인 도관/키트
  - 기관내관 (다양한 크기)
  - 20 ml 주사기
  - 소침 (stylet)
  - 4% 자일로카인 젤리
  - 흡인 장비
  - 개인 보호 장비
  - 상용 기관내관 고정기
  - 날숨끝 이산화탄소 감시 또는 화학적 비색지표
- 환자를 똑바로 눕힌다(머리는 냄새맡는 자세).
- 공기주머니/마스크 소생기로 환자를 환기/산소화시킨다.
- 후두경을 삽입하여 성대를 관찰한다.
- 기관내관이 성대를 지나도록 한다.
- 20 mL 주사기를 사용하여 커프를 공기로 부풀린다.
- 상용 고정기구로 고정될 때까지 관을 안정화시킨다.
- 관의 위치를 확인한다.
  - 가슴을 청진한다.
  - 양측의 동일한 팽창을 관찰한다.
  - 날숨끝 이산화탄소를 확인한다.
  - 이빨 또는 잇몸선에서의 관의 위치를 cm 단위로 확인한다.
  - 이동형 가슴 X-ray를 처방하여 관의 위치를 확인한다(용골의 2cm 상방).

인공 기도의 관리

인공 기도의 일상관리는 기도 개방성을 유지하고 하부기도를 분비물 흡인으로부터 보호하며 감염을 줄이기 위해 필요하다.

방법

- 침대 머리부분을 30° 올린 채 유지한다.
- 축적된 분비물을 제거하기 위해 흡인을 한다.

- 닫힌 흡인 카테터를 사용하고 인공호흡기와 어긋나는 것을 최소화한다.
- 한 번 시행할 때마다 구강관리를 하고 기관내관이 고정되었는지 확인한다.
- 커프 압력을 감시하고 새는 것을 최소로 유지하거나 최소의 폐쇄 용적을 유지한다.
- 매일 가슴 X-ray를 촬영한 관의 위치를 확인한다.

흡인

- 적응증
  - 무기폐(농축된 분비물의 적재로 인해 무기폐가 초래)
  - 축적된 분비물의 제거(청진, 기도 저항 증가, 기도내압 증가로 확인)
  - 배양/민감도 검사를 위해 하부호흡기 분비물을 채취
- 금기증
  - 환자 상태의 악화(저산소혈증, 혈관미주신경 반응 등)
- 흡인 절차
  - 필요한 장비를 준비한다.
    - 진공 조절기, 흡인통 및 흡인관
    - 흡인 카테터/키트 또는 닫힌 흡인 시스템
    - 증류수
    - 생리식염수(unit dose "bullets")
  - 흡인의 필요성을 평가한다(최대 압력, R_{AW}, 청진).
  - 시행전에 환자에게 산소를 공급하고 과팽창시킨다.
  - 기침반사가 유발될 때까지 카테터를 기도로 천천히 넣는다.
  - 빼면서 진공흡인을 한다(80-120 mmHg).
  - 흡인 후에는 산소를 주고 과팽창시킨다.
  - 분비물 제거를 위해 수분을 공급하기 위해 필요한 경우 생리식염수를 주입한다.
  - 필요한 경우 흡인을 반복한다.
  - 시술 후에는 환자를 평가한다(심박동수 및 리듬 청진, SpO_2, 최대압, R_{AW}).
- 위험/합병증
  - 무기폐
  - 심전도 이상(조기심실수축 등)

- 저산소혈증
- 기관지연축
- 느린맥/빠른 호흡
- 저혈압
- 점막 손상
- 감염

중환자 감시

생체 징후

중환자 관리에 있어서 생체 징후의 지속적 감시는 중요하다.
다음 표에서는 생체 징후의 정상치 및 비정상의 원인을 강조한다.

	성인 정상치	증가	감소
심박동수	60–100/min	빠른맥(통증, 불안, 저산소혈증, 스트레스, 발열, 약제)	느린맥 (흡인, 저산소증, 미주신경자극, 심차단, 약제)
호흡수	12–20/min	빠른 호흡 (호흡부전의 임박, 저산소증, 불안, 피로)	느린 호흡 (약제, 머리 외상, 저체온증)
혈압	110–130/70–90	저혈압(혈량저하증, 패혈증, 쇼크, 우/좌심실부전, 가슴막안내압 증가)	고혈압(혈량과다증, 불안, 통증, 울혈성 심부전, 체혈관저항 증가, 적혈구증가증)
체온	36.5° – 37.5℃	고체온증 (감염, 패혈증, 약제, 대사 증가)	저체온증(중추신경계 손상, 약제, 수술 후)

호흡음

침상 평가 부분 참조.

수분 균형

양압 환기 및 이로 인한 가슴막안 양압은 소변량의 감소 및 수분 저류를 초래할 수 있다.

	정상	핍뇨	다뇨
소변량	50–60 mL/hr 또는 1200–1440 mL/day	신장관류 저하, 탈수, 신부전, 쇼크, 심박출량 감소	Furosemide 이뇨제(라식스), 당뇨, 수분 섭취 증가

음이온 간격

음이온 간격은 양이온과 음이온간의 차이를 의미한다.

- 음이온 간격 = $(Na^+ + K^+) - (Cl^- + HCO_3^-)$
- 정상 범위: 10–14 mEq/L

동맥혈 가스

- 산소화 평가
- 환기 평가

정밀검사 부분 참조.

산소측정 및 날숨끝이산화탄소분압측정술

정밀검사 부분 참조.

심전도

정밀검사 부분 참조.

혈역학적 감시

정밀검사 부분 참조.

기계 환기의 시작

기계 환기를 시작하기로 결정한 다음에는 기도를 확보해야 한다.
기관내삽관이 기계 호흡기와 환자를 연결하는 방식으로 선호된다.

기계 환기의 적응증

- 무호흡 또는 호흡정지의 임박
- 만성폐쇄성폐질환의 급성 악화 ($PaCO_2$가 환자 기준치 보다 갑자기 증가하고 $pH < 7.30$), 2형 호흡부전
- 급성 중증 천식
- 신경근질환
- 급성 저산소혈증성 호흡부전 (1형 호흡부전)
- 심부전 및 심장성 쇼크
- 급성 뇌손상
- 동요가슴

환기 부전을 시사하는 생리적 측정치 (변수)

	정상	환기 부전의 임박
일회호흡량(V_T)	5−7 mL/kg	<5 mL/kg
1분호흡량(V_E)	5−8 L/min	>10 L/min
호흡수	12−20/min	>35/min
빠르고 얕은 호흡 지표 (RSBI)	≤100	>105
폐활량(VC)	65−75 mL/kg	<10−15 mL/kg
최대들숨압(MIP)	−80∼ −120 cmH_2O	<−20∼−30 cmH_2O
$PaCO_2$	35−45 mmHg	>50 mmHg
$P_{A-a}O_2$ (F_IO_2 = 1.0)	30−50 mmHg	>350−450 mmHg
PaO_2/P_AO_2	0.8−0.9	<0.15
Q_S/Q_T	2−5%	>20%
V_D/V_T	0.25−0.40	>0.6

기계 환기의 모드

인공호흡기 모드는 인공호흡기가 폐를 환기시키는 방법이다.
모드는 호흡 주기 동안 조절 변수, 조절 종류 및 상(phase) 변수(압력, 용적, 유량 또는 시간)에 따라 분류된다.

용적-조절 기계환기 (용적이 조절 변수)				
모드	유발 변수	제한 변수	주기 변수	알람 주기
CMV (용적 조절)	M,T	F,V	T	P
CMV-Assist (보조 환기, 보조/조절 용적 환기, 용적 보조 기계 환기)	M,T,P,F	F,V	T	P
VC-SIMV (용적 조절-동시성 간헐적 강제환기)	M,T,P,F	F,V,P	T	P,T
VC-SIMV + Pressure Support (용적 조절- 동시성 간헐적 강제환기 + 압력 지지)	M,T,P,F F,P(자발적)	F,V,P P(자발적)	T P,F(자발적)	P,T
Mandatory Minute Ventilation (강제적 분시 환기, 증강된 분기 환기, 확장된 강제성 분시 환기)	M,T,P,F P,F(자발적)	P,V,F P(자발적)	T,F P,F(자발적)	P,T

압력-조절 기계환기 (압력이 조절 변수)				
모드	유발 변수	제한 변수	주기 변수	알람 주기
Pressure-Controlled Assisted Ventilation (압력조절 보조 환기)	M,T,P,F P,F(자발적)	F P(자발적)	T	P
Pressure-Controlled SIMV (압력조절 동시성 간헐적 강제환기)	M,T,P,F P,F(자발적)	F,V,P P(자발적)	T,F P,F(자발적)	P
Pressure-Controlled Inverse Ratio Ventilation (압력조절 역비율 환기)	M,T	P	T	P
Airway Pressure Release Ventilation (기도압 완화 환기, 2단계 기도 양압기, 다양한 기도 양압기)	M,T,F	P	T,F	없음
Bilevel (BiPAP, biphasic) (2단계 기도 양압기)	T,P,F	P	F	없음
Pressure Support (압력 지지)	P,F	P	F	P,T
Proportional Assist Ventilation (비례적 보조 환기)	M,T,P,F	P	T	P

압력–조절 기계환기 (압력이 조절 변수)

모드	유발 변수	제한 변수	주기 변수	알람 주기
Pressure Augmentation (압력 증강)	M,T,P P,F(자발적)	P,F P,F(자발적)	F,T V,F(자발적)	없음
Volume Assured Pressure Support (용적 보조 압력 지지)	T P,F(자발적)	P,F P,F(자발적)	V,F V,F(자발적)	P
Adaptive Support Ventilation (적응 보조 환기)	T,P,F P,F(자발적)	P P,V(자발적)	T,F	P
Autoflow (자동 유량)	T,F P,O(자발적)	P	T	P,V
Pressure Regulated Volume Control (압력 제어 용적 조절)	T,P,F P,F(자발적)	P	T	없음
Volume Support (용적 지지)	P,F P,F(자발적)	P P,V(자발적)	F F,T(자발적)	T,V
Adaptive Support (적응 지지)	T,P,F P,F(자발적)	P P(자발적)	T,F T,F,P (자발적)	P
Tube Compensation (관 보상)	F	P	F	없음

초기 인공호흡기 설정

의사는 기계 환기를 시작할 때 반드시 모드, 일회호흡량, 일분호흡량, 호흡수, F_IO_2, 압력 지지, 들숨 유량 양상 및 알람 제한을 결정해야 한다. 임상적 목표에 근거한 초기 인공호흡기 설정이 개인의 특정 설정 또는 변수를 정하는 것보다 점점 더 보편화되고 있다.

모드 선택				
전략	조절 변수	장점	단점	고려사항
용적-조절 환기	용적	V_T 및 V_E의 직접적인 조절	환자는 인공호흡기와 호흡이 덜 맞을 수 있다.	1. 폐의 과대팽만 및 신장 손상을 초래할 수 있다. 2. 최대 압력이 40 cmH_2O 이상이거나 정점지속 압력이 (plateau pressure) 30 cmH_2O 이상인 경우, 압력조절 환기를 고려한다. 3. 주의깊은 압력 제한/알람 설정이 안전에 중요하다.

모드 선택

전략	조절 변수	장점	단점	고려사항
압력-조절 환기	압력	1. 환자의 호흡량을 줄일 수 있다. 2. 정상 폐단위가 과대팽만하는 것을 막을 수 있다.	V_T 및 V_E가 변함	1. V_T 및 V_E가 높거나 낮을 때의 알람은 안전에 중요하다. 2. 고탄산증을 허용해야 할 수 있다.
이중-조절 환기	용적 또는 압력	인공호흡기 알고리즘을 통해 V_T의 전달을 최적화함	시스템 누출 또는 환자의 환기 노력이 인공호흡기의 체탄성 측정 능력을 제한할 수 있다.	고압 알람의 적절한 설정이 안전에 중요하다.

일회호흡량(Tidal volume)

- 일회호흡량은 mL/Kg (이상체중) 단위로 설정되거나, 목표 정점지속 압력 제한에 의해 설정된다.
  - 이상체중 (남성) = 106 + [6×(신장(인치) − 60)]
  - 이상체중 (여성) = 105 + [5×(신장(인치) − 60)]
  - **주의: 신장이 60인치 미만인 경우 괄호안의 숫자는 무시**
- V_T = 4−12 mL/kg
- 정점지속 압력을 30 cmH_2O 이하로 유지하는 V_T

분기 환기(Minute ventilation)

분기 환기는 환자의 산소 및 이산화탄소 공급 요구량을 맞추도록 조정된다. 분기 환기의 증가는 이산화탄소를 줄이고 폐포 P_AO_2를 증가시킨다.

- 남성: V_E = 4.0 × 신체표면적(BSA)
- 여성: V_E = 3.5 × 신체표면적(BSA)

호흡수(frequency)

- 호흡수는 원하는 분기 환기 및 최적의 주기를 유지하도록 설정한다. 호흡수를 증가시킬 때에는 날숨 시간이 과도하게 짧아지지 않는지 주의깊게 관찰한다.
- 호흡수를 선택하고 분기 용적을 조절하여 원하는 $PaCO_2$를 얻는다.

흡입산소농도(F_IO_2)

초기에는 F_IO_2를 인공호흡기에 따라 0.6에서 0.9로 설정한다(환자의 산소화 능력을 모를 경우). 20분 후 동맥혈가스를 채취하여 환기 및 산소화를 평가한다.

- SpO_2를 90% 이상으로 유지한다.
- 날숨끝양압(PEEP)는 초기에 5 cmH_2O로 설정할 수 있다. 적절한 산소공급을 유지하기 위해 단락율이 증가된 환자에서는 보다 높은 PEEP가 요구될 수 있다.

압력 지지(Pressure support)

8에서 20 cmH_2O 사이로 초기 설정한 것은 기도 저항을 극복하거나 자발적 용적을 증가시키기 위해 조정될 수 있다. 정점유지 압력을 30 cmH_2O로 유지한다.

들숨 유속 양상(Inspiratory flow pattem)

- 압력–조절 환기: 이 모드의 특징인 다양한 유속 양상은 능동적인 환기 의도를 지닌 환자와 동기적일 수 있다.
- 용적–조절 환기: 환자의 요구에 맞추도록 충분히 높은 유속으로 설정한다. 날숨 시 적절한 시간이 주어지고 자동 날숨끝 양압을 막기 위해 유량을 조정한다.

알람 제한(Alarm limits)

다음 지침에 따라 알람 제한을 조정한다:

- 저/고 날숨된 일회호흡량 정해진 V_T의 ± 100 mL
- 저/고 날숨된 일분호흡량 ± 20% 또는 2.0 L
- 저/고 압력 알람 ± 10–15 cmH_2O
- 저/고 호흡수 알람 ± 10–15 호흡/분
- 무호흡 알람 20초 지연
- 고/저 F_IO_2 알람 ± 5–10%

인공호흡기 파형

현재의 인공호흡기는 모두 한 번의 호흡별로 유량, 압력 및 용적을 실시간 파형을 그래프로 표시한다. 표시되는 것의 모양이나 형상 및 환자 상태와 어떻게 연관되는지를 빠르게 해석하고 이해하는 것이 중요하다.

계단(Scalar)

계단 파형은 유량, 압력 또는 용적이 시간에 대해 표시되는 그래프 기술이다.

유량 계단(Flow scalar)

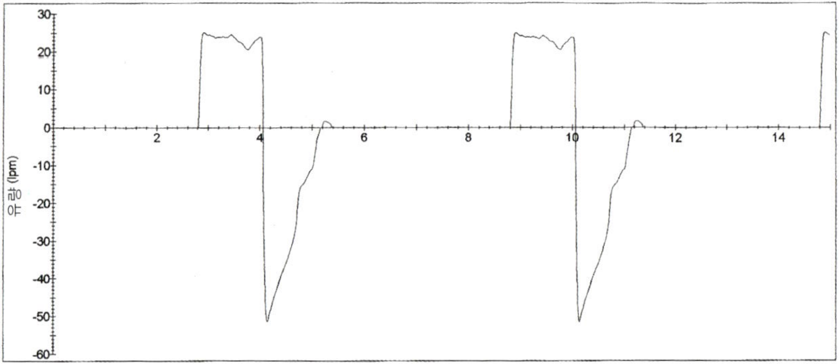

시간 (초)

유량 계단 파형은 시간에 대한 유량을 나타낸다. 들숨은 중앙선 위이고 날숨은 아래이다. 그래프의 들숨 부분의 면적을 합치면, 전달된 용적과 동일할 것이다(유량 곱하기 시간).

압력 계단(Pressure scalar)

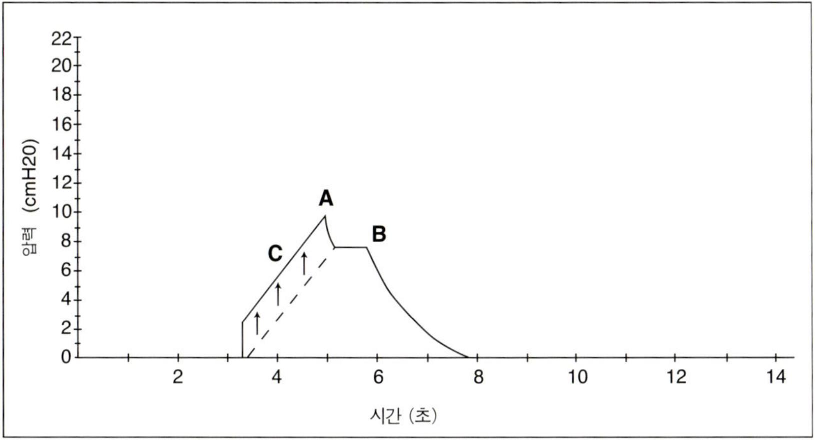

압력 계단 파형은 시간에 대한 압력을 나타낸다. 다음의 점을 확인한다; **A**, 최대들숨압(Peak inspiratory pressure, PIP); **B**, 정점지속압(Plateau pressure) 또는 폐포 압력(P_{ALV}); 그리고 **C**, 폐포개방압(alveolar opening pressure, P_{AO}). 압력곡선(들숨)의 아래 부분 면적을 더하면 평균기도압이 될 것이다.

용적 계단(Volume scalar)

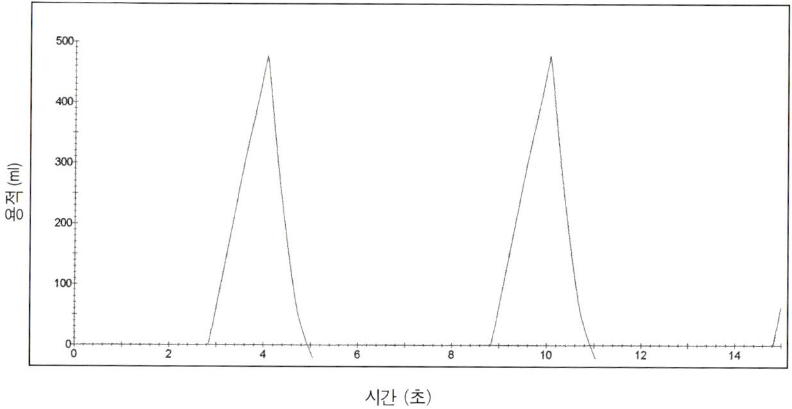

용적 계단 파형은 시간에 대한 용적을 나타낸다. 최대들숨시의 용적 수치를 읽어서 호흡시 일회호흡량을 알 수 있다.

곡선(Loops)

곡선은 압력 대 용적 또는 유량 대 용적을 표시할 수 있다는 점에서 유용하다. 곡선은 들숨량, 저항 또는 탄성의 변화, 기관지확장제 효과(저항의 변화), 누출, 유발 민감도 및 과팽창을 평가하는데에도 도움이 된다.

압력 대 용적 곡선 (pressure versus volume loop)

압력 대 용적은 환기작업량을 평가하는데 유용하다. 환자의 노력 또는 들숨작업량은 곡선의 대기압 아래 부위로 파형이 굴곡되어 표시된다. (등기압선의 좌측) 곡선의 좌측 굴곡을 최소화함으로써 환기작업량을 감소시킬 수 있다.

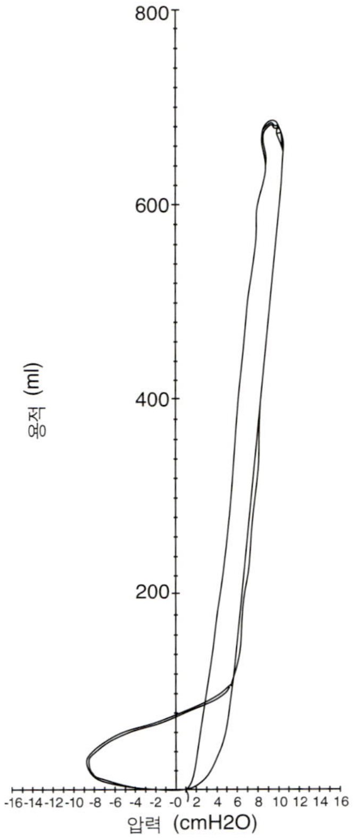

유량 대 용적 곡선(Flow versus volume loop)

유량 대 용적 곡선은 기도 저항 및 탄성의 변화를 평가하는데 유용하다. 기도 저항은 곡선의 흡기 부위와 날숨 부위 사이의 이력현상(hysteresis, 차이) 이다. 기도 저항의 감소는 곡선의 날숨 부분의 굴곡을 크게할 수 있어 날숨 유량의 개선을 반영한다.

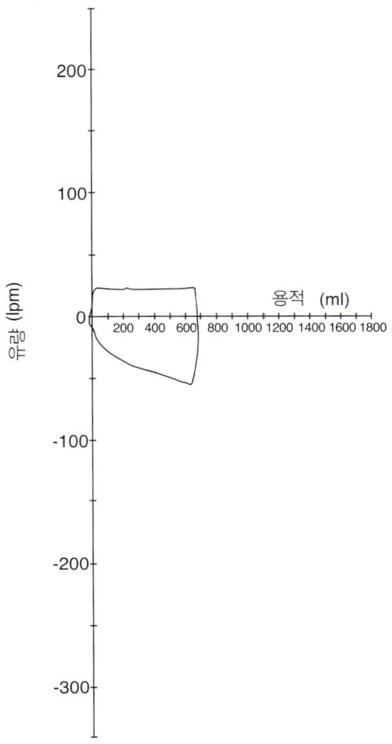

정상 인공호흡기 그래프

용적-조절 환기(Volume-controlled ventilation)

유량, 압력 및 용적은 인공호흡기의 모니터 화면에 정상적으로 표시되는 세 개의 계단형 파형이다.

압력 유발형 자발적 호흡

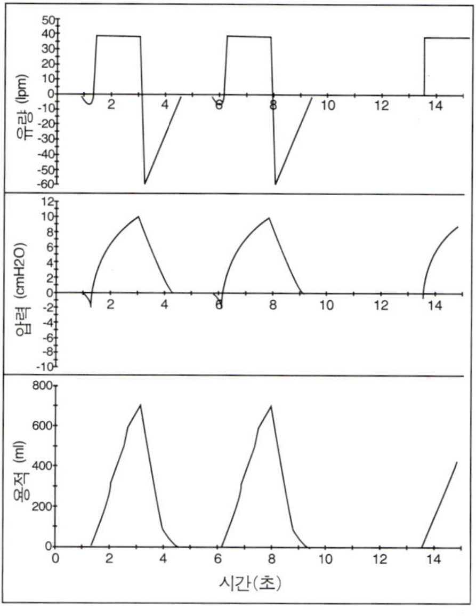

자발적 호흡은 강제적 호흡(인공호흡기)이 시작되기 전에 압력 그래프가 기준선 아래로 편향되었을 때 압력 유발형이된다.

유량 유발형 자발적 호흡

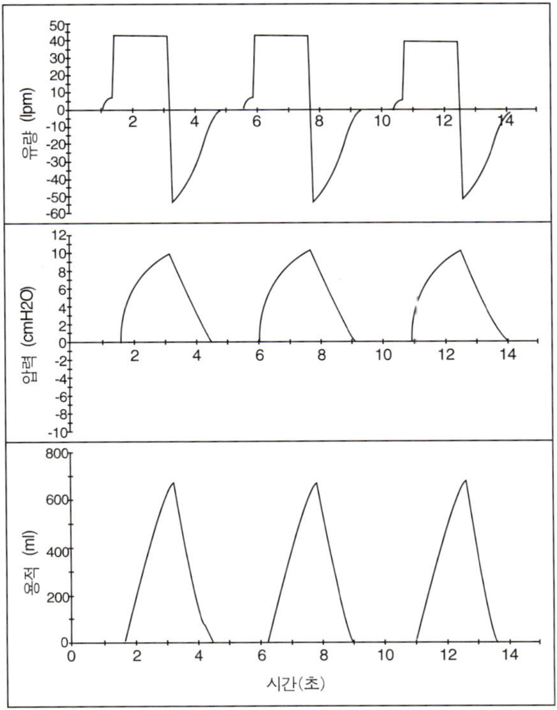

자발적 호흡은 유량 파형이 기준선에서 편향되어 강제적(기계) 호흡을 시작할 때 유량 유발형이된다.

강제적 호흡(Mandatory breath)

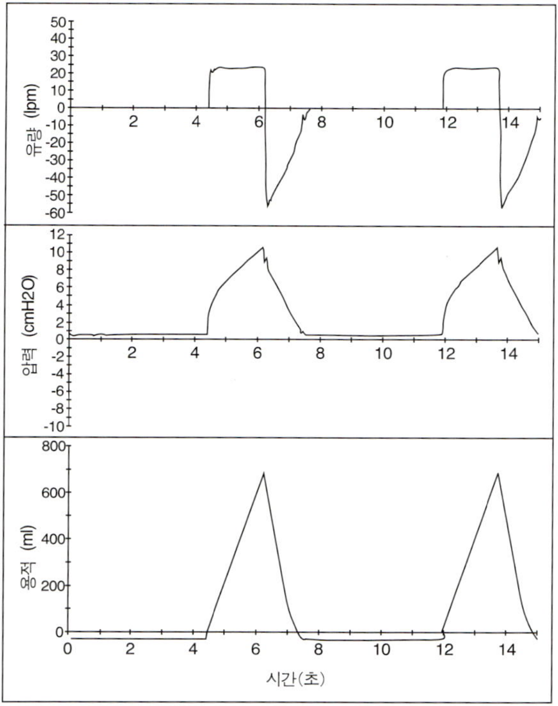

강제적(기계) 호흡은 압력 또는 유량의 변화로 호흡 전달을 하지 못할 경우에 관찰된다(시간 유발형).

날숨끝양압(PEEP)

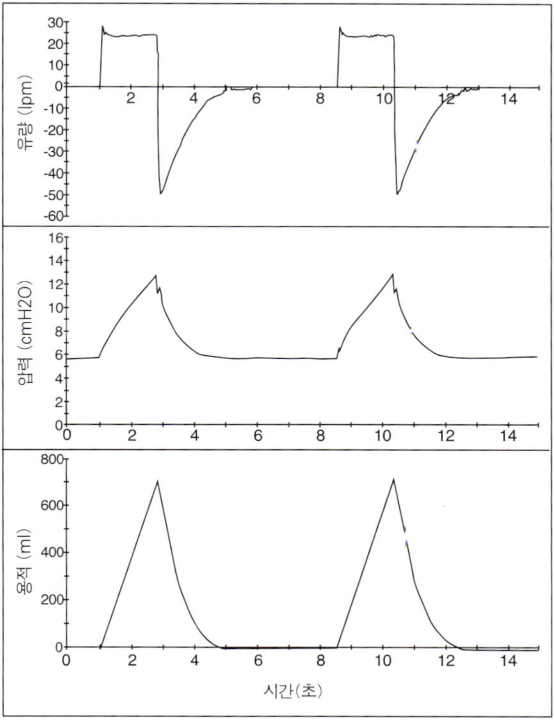

날숨끝양압의 추가는 압력 파형 기준선이 대기압 위로 상승하는 것으로 나타난다.

압력 조절 환기(Pressure-controlled ventilation)

유량, 압력 및 용적은 압력 조절 환기시 인공호흡기의 모니터 화면에 정상적으로 표시되는 세 개의 계단형 파형이다.

압력 조절 환기

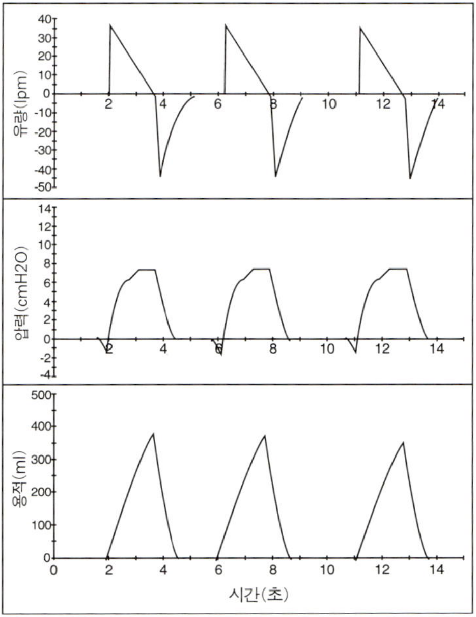

자발적 호흡은 강제적 호흡(인공호흡기)이 시작되기 전에 압력 그래프가 기준선 아래로 편향되었을 때 압력 유발형이된다.

유량 유발형 자발적 호흡

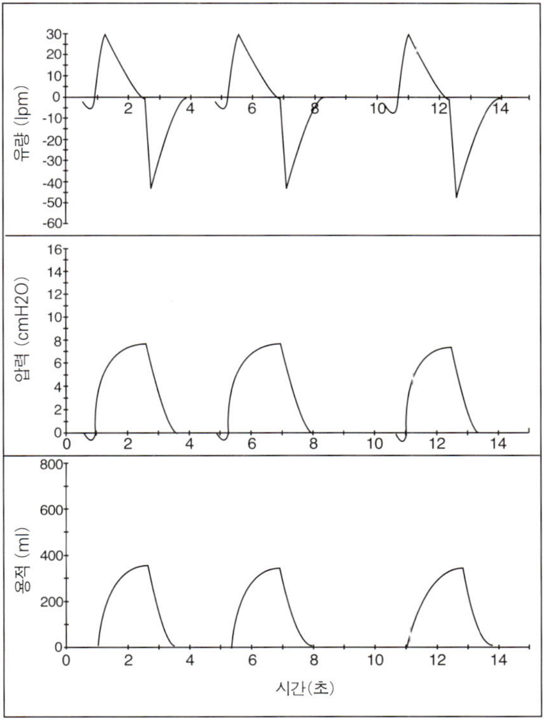

자발적 호흡은 유량 파형이 기준선에서 편향되어 강제적(기계) 호흡을 시작할 때 유량 유발형이된다.

강제적 호흡

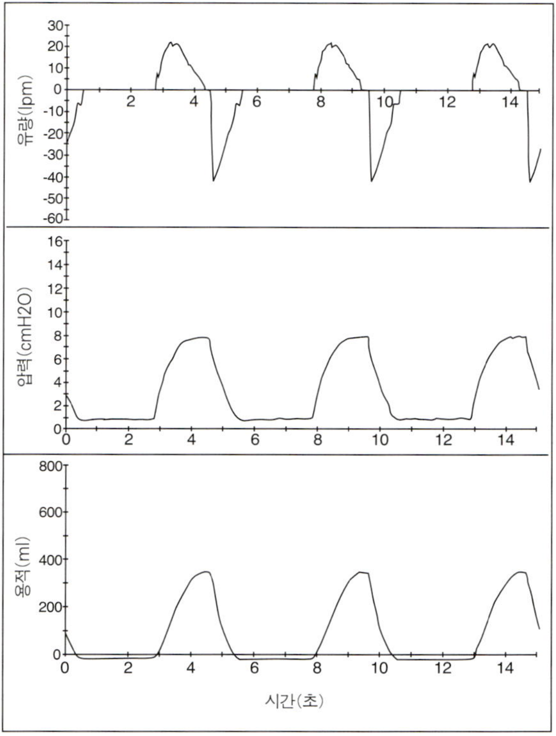

강제적(기계) 호흡은 압력 또는 유량의 변화로 호흡 전달을 하지 못할 경우에 관찰된다(시간 유발형).

날숨끝양압

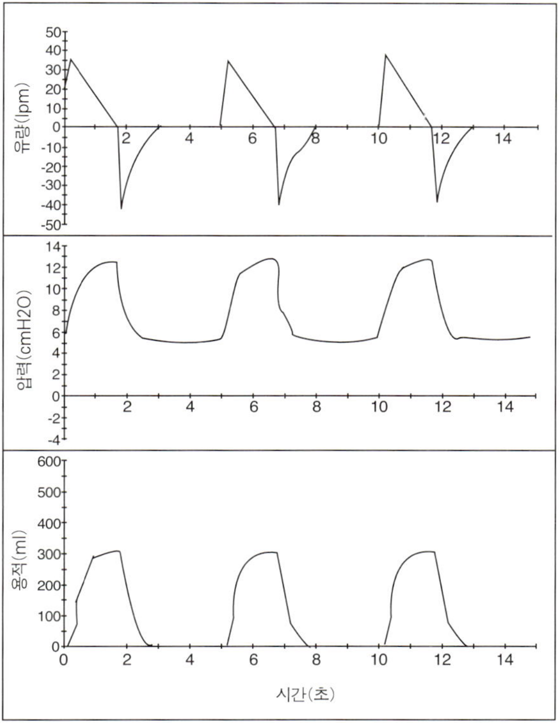

날숨끝양압의 추가는 압력 파형 기준선이 대기압 위로 상승하는 것으로 나타난다.

비정상 인공호흡기 그래프

공기 걸림 (자동 PEEP)

공기 걸림 (자동 PEEP)는 높은 인공호흡기 호흡수, 낮은 들숨 유속, 높은 일회호흡량 또는 낮거나 동일한 들숨:날숨 비율(1:1)과 연관된다.

유량 용적 곡선에서의 공기 걸림
(Air-trapping in flow volume loop)

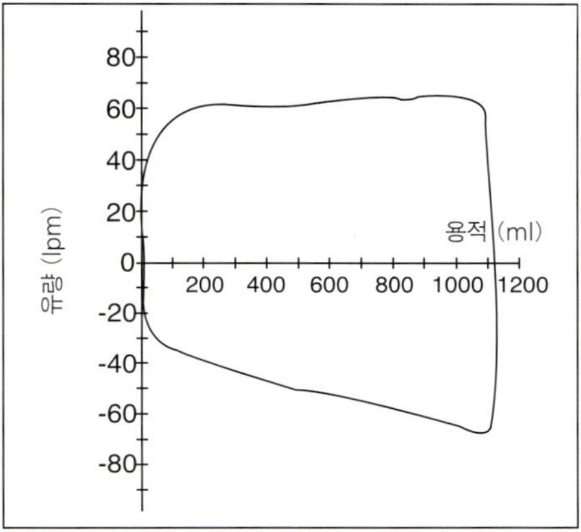

계단형 파형에서의 공기 걸림

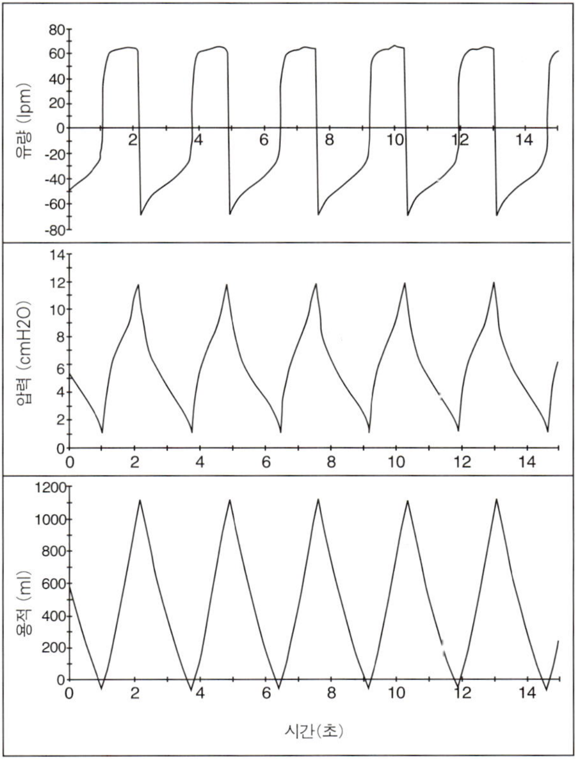

기도 저항의 증가 (Increased airway resistance) (Raw)

용적 곡선에서의 기도 저항 증가

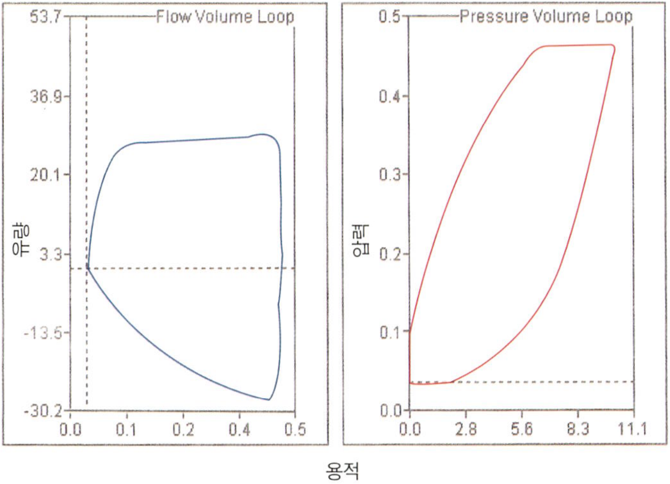

계단형 파형에서의 기도 저항 증가

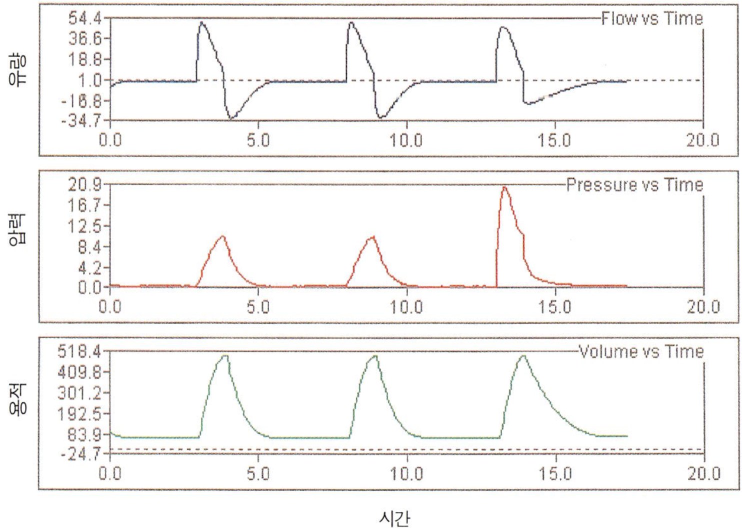

기도저항 감소(Decreased airway resistance) (Raw)

용적 곡선에서의 기도 저항 감소

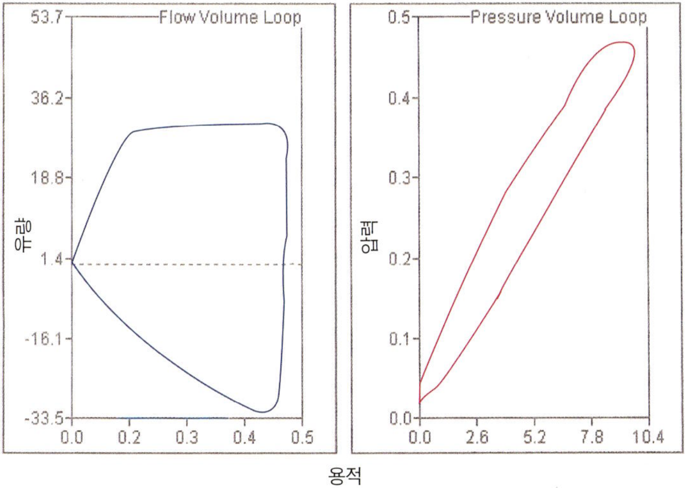

탄성 감소(decreased compliance)

용적 곡선에서의 탄성 감소

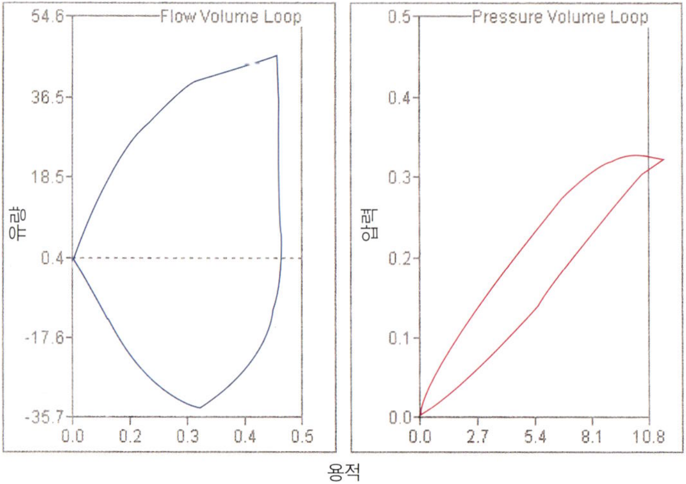

계단형 파형에서의 탄성 감소

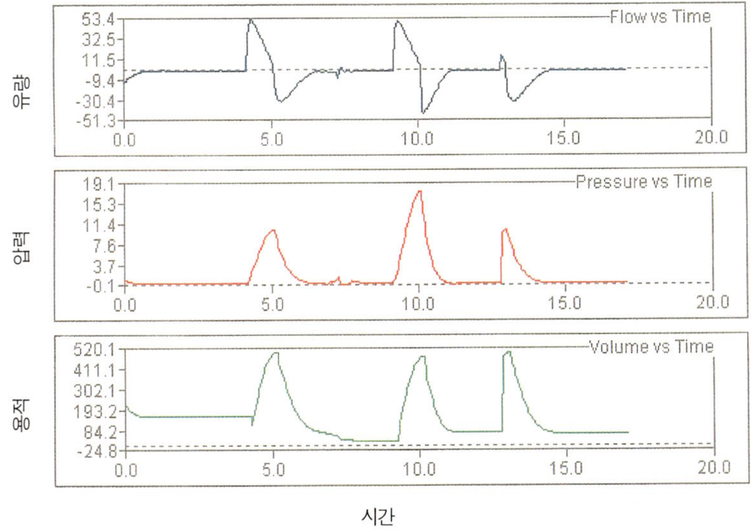

탄성 증가(Increased compliance)

용적 곡선에서의 탄성 증가

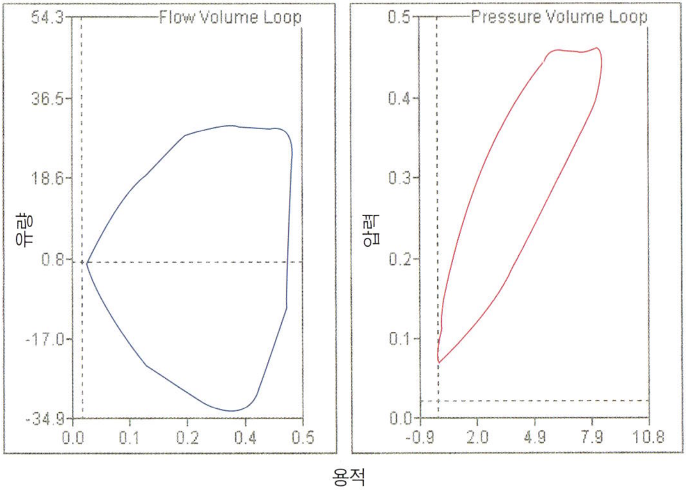

계단형 파형에서의 탄성 증가

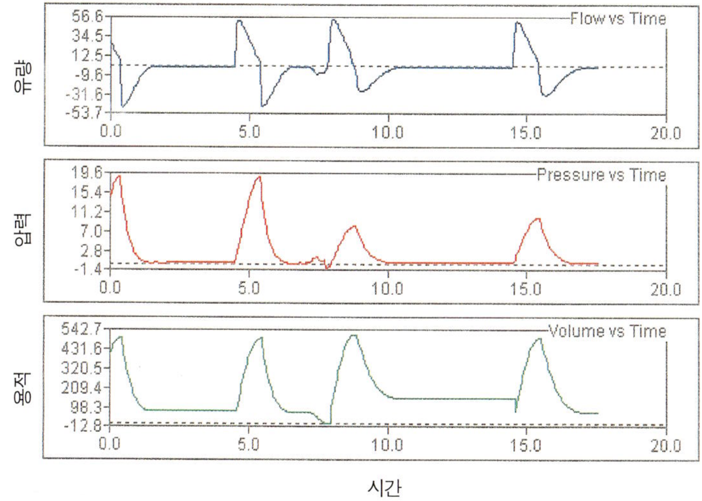

과팽창(Overdistention)

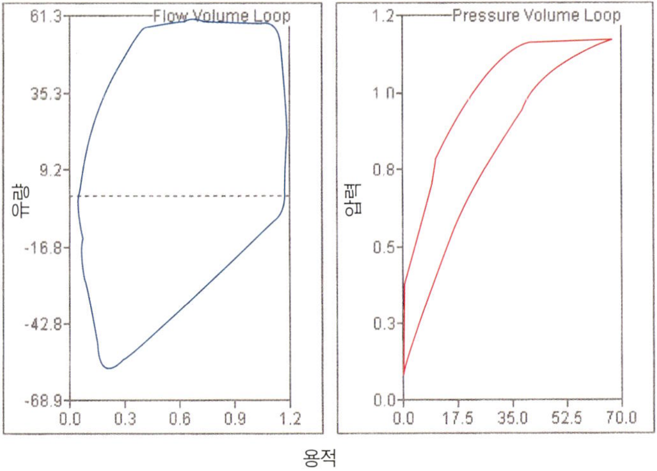

과팽창은 용적 대 압력 곡선에서 가장 잘 관찰된다. 압력이 증가할 때 용적 변화가 없거나 거의 없을 때 나타나는 "새 부리 모양"을 주목한다.

유발 비동시성(Trigger asynchrony)

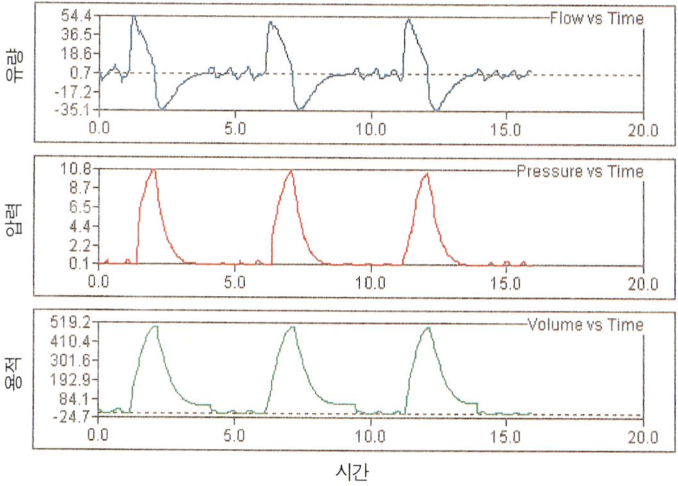

유발 비동시성은 유발 민감도가 부적절하게 조정되어 환자의 노력이 증가하거나 인공호흡기가 호흡을 시작하지 못하게 될 때 발생한다.

환기 보조의 중단

기계적 환기의 중단은 폐손상의 위험을 낮추고 인공호흡기와 연관된 폐렴의 위험을 낮추며 환자의 편안함을 높이고 비용을 절감할 수 있다. 그러므로 기계적 환기 보조의 중단은 환자가 자발적으로 환기를 유지하고 기도 개방성을 유지할수 있는 능력을 보일 경우, 가능한한 빨리 시행하는 것이 환자의 예후를 개선시킬 수 있다.

인공호흡기 이탈의 평가

공식적으로 자발적 호흡을 시행하기 이전에 환자는 인공호흡기 중단의 대상이 되는지를 평가해야 한다. 다음 표에서는 자발적 호흡 시도 이전에 평가할 수 있는 기준을 요약하였다. 이들 기준은 각 환자별로 개별화되어야 하며 환자의 주의깊은 평가가 성공적인 자발 호흡 시도에 중요하다.

평가 (assessment)	자발 호흡 시도가 가능한 기준
가스 교환	$SpO_2 \geq 85-90\%$
PaO_2/F_IO_2	$<150-200$ mmHg
F_IO_2	$<0.40-0.50$
PEEP	$<5-8$ cmH_2O
pH	≥ 7.25
혈역학적 안정성	임상적으로 유의한 저혈압이 없고, 저용량 혈압상승제만을 투여 (도파민 또는 도부타민 <5 mcg/kg/min), 활동성 심근허혈의 부재
환기동인	자발적 호흡을 시작할 수 있어야 함

자발적 호흡 시도

자발적 호흡 시도는 30~120분 동안 환자가 인공호흡기의 보조가 없거나 거의 없는 상태로 자발적 호흡을 하도록 하는 것이다. 대부분의 합병증은 처음 30분 동안 발생하므로 초기에 주의깊은 감시가 중요하다.

방법(methods)

CPAP (지속적기도양압)	5 cmH_2O
압력 보조	5–7 cmH_2O
비말 T형 피스	충분한 유량 및 F_IO_2

실패(failure)

자발적 호흡 시도의 실패는 다음 표에 요약된 기준으로 나타날 수 있다.

빠르고 얕은 호흡 지표	>105
호흡수	>30–35/min
심박동수	>120/min 또는 기준선에서 20% 이상 증가
호흡양상	호흡 작업량의 증가
혈역학적 안정성	수축기혈압 < 90 또는 >180 mmHg
환자의 편안함	불편함, 발한, 불안, 초조

기계적 환기로의 복귀

환자가 자발적 호흡 시도에서 실패할 경우 기계적 환기로 돌아가야 하며 환자 및 호흡근을 안정시키기 위해 충분한 지지를 해야한다.
24시간 이후에는 인공호흡기를 중단 및 발관 여부를 평가하기 위해 자발적 호흡 시도를 다시 시행할 수 있다.

권고되는 모드(Recommended modes)

- SIMV (동시성 간헐적 강제환기)
- SIMV + Pressure Support
  (용적 조절 - 동시성 간헐적 강제환기 + 압력 보조)
- Pressure Support (압력 지지)
- Volume Support (용적 지지)
- Volume Assured Pressure Support (용적 보조 압력 지지)
- Mandatory Minute Ventilation (강제적 분시 환기)

특정 모드의 선택은 추가적인 자발적 호흡 시도의 결과에 영향을 미치지는 않는다. 자발적 호흡 시도를 반복하기전에 24시간 동안 안정적이고 피로하지 않으면서 편안한 형태의 환자 지지를 하는 것이 목표이다.

발관(Extubation)

환자가 자발적으로 호흡하는 능력을 성공적으로 보일 경우, 기관내관을 제거하는 것이 다음 단계이다. 인공 기도를 성공적으로 제거하는 것은 환자가 기도 개방을 유지하고 기도를 보호할 수 있는지에 따라 좌우된다.

성공적인 발관의 평가 기준

- 커프에 공기를 뺀 상태에서 보조 호흡을 할 때
  커프 누출이 110mL 미만
- 자발적 최대 날숨 유량이 160 L/min 이상
- 과도한 분비물이 없고 자주 흡인을 하지 않아야 함

기본소생술

성인 1인 심폐소생술

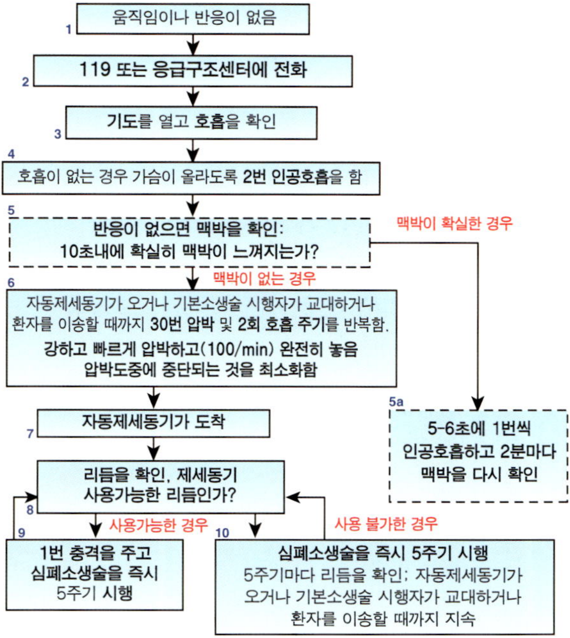

점선으로 된 상자는 일반인이 아닌 의료진에 의해 시행되어져야 함.

(From: 2005 American Heart Association Guidelines for Cardiopulmonary Resuscitation and Emergency Cardiovascular Care. Circulation 2005 112(Suppl I): IV-22, © 2005 American Heart Association, with permission.)

성인 이물질에 의한 기도 폐쇄

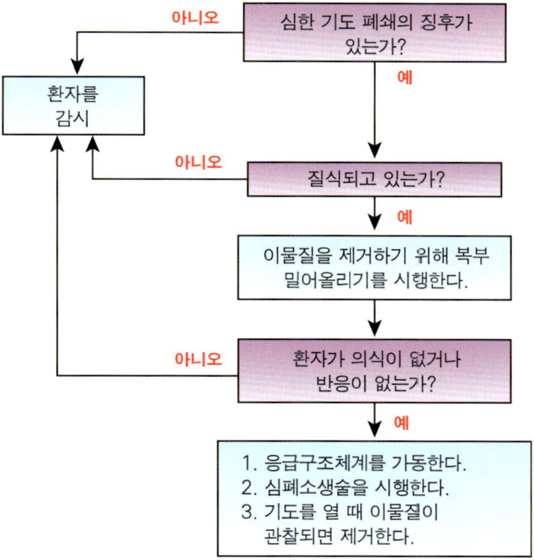

소아 1인 심폐소생술

1 움직임이나 반응이 없음
사람을 보내 119에 전화하고 자동세제동기를 가져오도록 함

2 **구조자가 1명일 경우: 사람이 갑자기 쓰러지면 119에 전화하고 자동제세동기를 가져옴**

3 **기도**를 열고 **호흡**을 확인

4 호흡이 없는 경우 가슴이 올라도록 **2번 인공호흡을 함**

5 **반응이 없으면 맥박을 확인: 10초내에 확실히 맥박이 느껴지는가?**

- 맥박이 확실한 경우 → **5a** **3초에 1번씩 인공호흡하고 2분마다 맥박을 다시 확인**
- 맥박이 없는 경우 → 6

6 **구조자가 1명인 경우: 30번 압박 및 2회 인공호흡** 주기를 반복함.
강하고 빠르게 압박하고(100/min) 완전히 놓음
압박도중에 중단되는 것을 최소화함

구조자가 2명인 경우: 15번 압박 및 2회 인공호흡 주기를 반복함

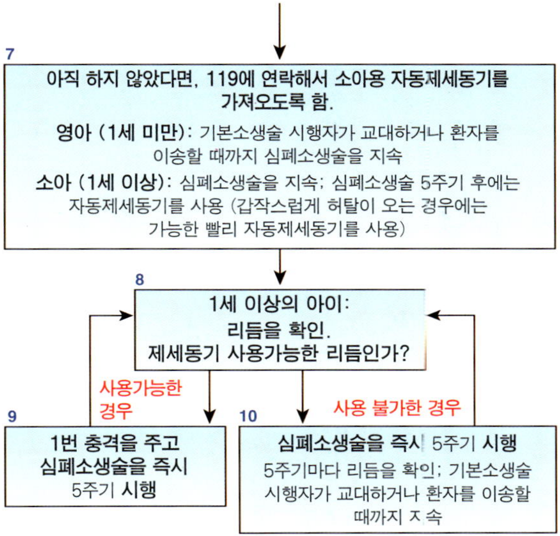

점선으로 된 상자는 일반인이 아닌 의료진에 의해 시행되어져야 함

(From: 2005 American Heart Association Guidelines for Cardiopulmonary Resuscitation and Emergency Cardiovascular Care. Circulation 2005 112 (Suppl I): IV-158, © 2005 American Heart Association, with permission.)

소아 이물질에 의한 기도 폐쇄

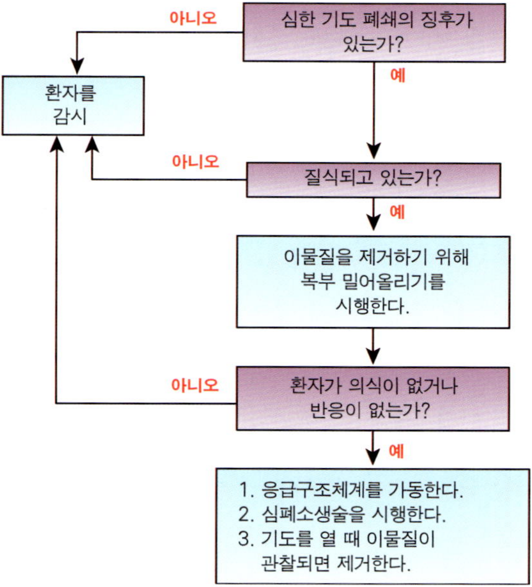

영아 1인 심폐소생술

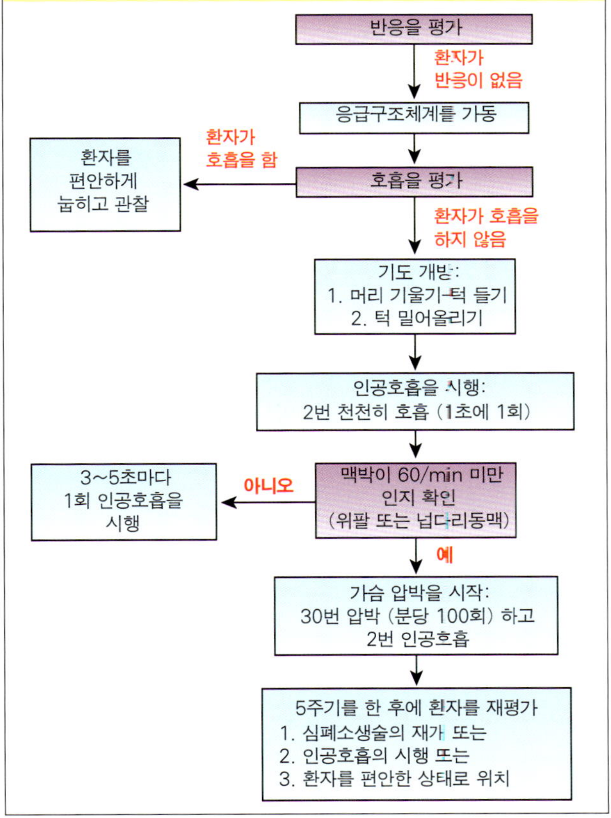
반응을 평가
환자가
반응이 없음
응급구조체계를 가동
호흡을 평가
환자가
호흡을 함
환자를
편안하게
눕히고 관찰
환자가 호흡을
하지 않음
기도 개방:
1. 머리 기울기-턱 들기
2. 턱 밀어올리기
인공호흡을 시행:
2번 천천히 호흡 (1초에 1회)
맥박이 60/min 미만
인지 확인
(위팔 또는 넙다리동맥)
아니오
3~5초마다
1회 인공호흡을
시행
예
가슴 압박을 시작:
30번 압박 (분당 100회) 하고
2번 인공호흡
5주기를 한 후에 환자를 재평가
1. 심폐소생술의 재개 또는
2. 인공호흡의 시행 또는
3. 환자를 편안한 상태로 위치

영아 2인 심폐소생술

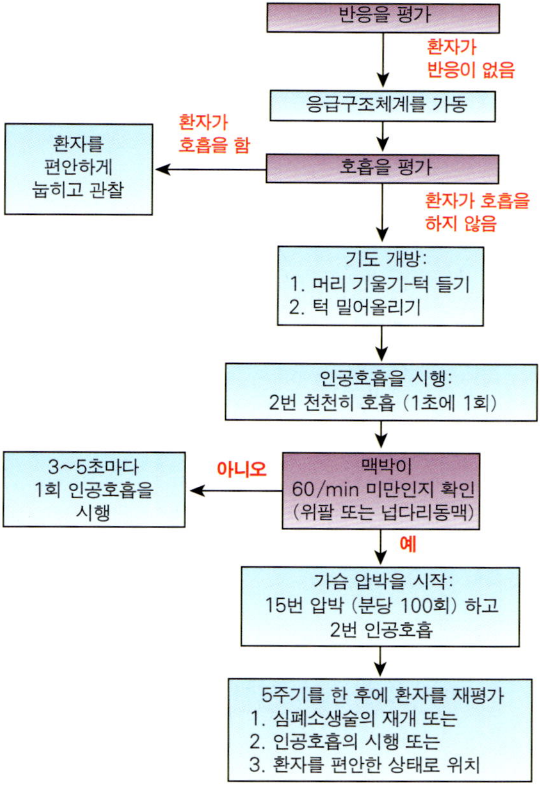
반응을 평가
환자가
반응이 없음
응급구조체계를 가동
환자가
호흡을 함
환자를
편안하게
눕히고 관찰
호흡을 평가
환자가 호흡을
하지 않음
기도 개방:
1. 머리 기울기-턱 들기
2. 턱 밀어올리기
인공호흡을 시행:
2번 천천히 호흡 (1초에 1회)
맥박이
60/min 미만인지 확인
(위팔 또는 넙다리동맥)
아니오
3~5초마다
1회 인공호흡을
시행
예
가슴 압박을 시작:
15번 압박 (분당 100회) 하고
2번 인공호흡
5주기를 한 후에 환자를 재평가
1. 심폐소생술의 재개 또는
2. 인공호흡의 시행 또는
3. 환자를 편안한 상태로 위치

영아 이물질에 의한 기도 폐쇄

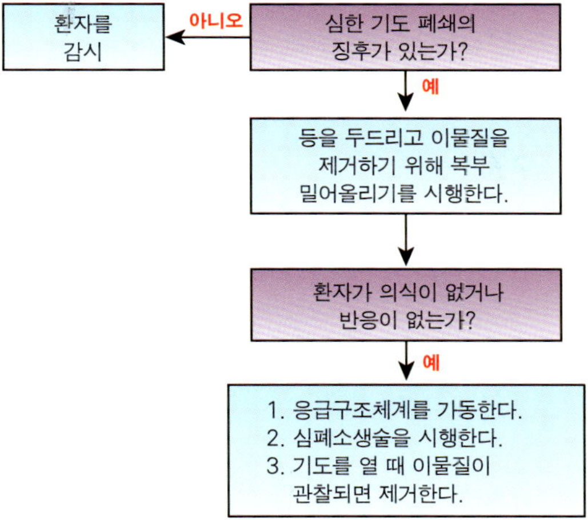

자동제세동기 알고리즘

환자가 반응이 있는가?

아니오 → 환자를 감시

예 ↓

기도 확보 및 호흡

1. 호흡을 확인
2. 기도를 개방
3. 2번의 인공호흡을 시행

↓

순환:

1. 맥박을 확인
2. 30번 압박하고 2번 인공호흡 시작

↓

자동제세동기

1. 자동제세동기를 환자의 옆에 놓고 전원을 켬
2. 패드를 복장뼈 및 꼭대기에 부착
3. 환자 몸에 다른 부착물이 없도록 하고 "분석"을 누름
4. 환자 몸에 다른 부착물이 없도록 하고 "충격"을 누름
5. 환자를 만지지 말고 "분석"을 누름
6. 목동맥을 확인하고 필요한 경우 심폐소생술을 지속

↓

환자를 감시:

1. 호흡
2. 맥박 및 순환

메모

전문심장소생술

무맥박 심정지 알고리즘

1 무맥박 심정지
- 기본소생술 알고리즘: 구조를 요청; 심폐소생술을 시행
- 가능한 경우 **산소** 공급
- 가능한 경우 모니터/제세동기를 부착

2 리듬을 확인, 제세동기 사용가능한 리듬인가?

사용 가능한 경우 → **3** 심실세동/심실빠른맥

사용 불가능한 경우 → **9** 무수축/무맥박 전기활동

4
제세동 1회 시행
- 수동 2상: 기계 특이적임
  (대개 120－200 J)
  주의: 잘 모를경우 200 J 사용
- 자동 제세동기: 기계 특이적임
- 단상: 360 J

즉시 심폐소생술을 재개

심폐소생술을 5주기 시행

5 리듬을 확인, **제세동기 사용가능한 리듬인가?**

사용 가능한 경우 →

6
제세동기를 충전하면서 심폐소생술을 지속
제세동 1회 시행
- 수동 2상: 기계 특이적임
  (처음 충격과 같거나 높게)
  주의: 잘 모를경우 200 J 사용
- 자동 제세동기: 기계 특이적임
- 단상: 360 J

제세동 이후 즉시 심폐소생술을 재개

섭취량과 배설량 확인이 가능한 경우 심폐소생술 도중에 바소프레신을 투여 (충격 전후에 사용)
- **에피네프린** 1 mg IV/IO **3~5분 간격으로 반복하거나**
- **바소프레신** 40 U IV/IO을 투여하거나 **에피네프린** 첫 번째 또는 두 번째 투여를 대신함

심폐소생술을 5주기 시행

사용 불가능한 경우 →

10
즉시 심폐소생술을 5주기 시행

IV/IO 투여가 가능한 경우 바소프레신을 투여
- **에피네프린** 1 mg IV/IO **3~5분 간격으로 반복하거나**
- **바소프레신** 40 U IV/IO을 투여하거나 **에피네프린** 첫 번째 또는 두 번째 투여를 대신함

무수축 또는 느린 무맥박 전기활동의 경우 **아트로핀** 1 mg/IV/IO 투여를 고려 3~5분 간격으로 반복 (최대 3번 투여)

심폐소생술을 5주기 시행

11 리듬을 확인, **제세동기 사용가능한 리듬인가?**

사용 불가능한 경우 →

사용 가능한 경우 →

7

리듬을 확인, **제세동기 사용가능한 리듬인가?**

사용 불가능한 경우 → **12**

- 무수축인 경우 박스10으로 이동
- 전기활동이 있으면 맥박을 확인. 맥박이 없으면 박스10으로 이동
- 맥박이 있으면 소생술 후 관리를 시작

13

박스4로 이동

사용 가능한 경우 → **8**

제세동기를 충전하면서 심폐소생술을 지속
제세동 1회 시행
- 수동 2상: 기계 특이적임 (처음 충격과 같거나 높게)
  주의: 잘 모를경우 200 J 사용
- 자동 제세동기: 기계 특이적임
- 단상: 360J

제세동 이후 즉시 심폐소생술을 재개
항부정맥제를 고려; 심폐소생술 동안 투여 (충격 전후에 사용)
아미오다론 (300 mg IV/IO 일회투여 이후 추가적으로 150 mg IV/IO 일회투여 고려) 또는 **리도카인** (처음에는 1~1.5 mg/kg 투여 후, 0.5~0.75 mg/kg IV/IO 투여, 최대 3회 또는 3 mg/kg까지)
마그네슘을 고려, 비정형심실빠른맥(torsades de pointes)의 경우 초기용량은 1~2 g IV/IO
***심폐소생술 5회 이후 박스5로 이동**

심폐소생술 동안

- **강하고 빠르게 압박 (100/분)**
- **완전한 가슴 반동을 확인**
- **가슴 압박시 중단을 최소화**
- 심폐소생술 1주기: 30번의 압박 이후 2번의 호흡; 5주기 = 2분
- 과환기를 피할 것
- 기도를 고정하고 위치 확인
- 2분마다 압박하는 사람을 교대하면서 리듬을 확인
- 가능한 유발 요인을 찾아서 치료

- 혈량저하증
- 저산소증
- 수소 이온 (산증)
- 저/고칼륨혈증
- 저혈당증
- 저체온증
- 독소
- 심장눌림증
- 긴장성 공기가슴증
- 혈전 (심장동맥 또는 폐동맥)
- 외상

* 인공기도가 확보된 이후에는 더 이상 심폐소생술을 "주기"로 시행하지는 않는다. 호흡을 위해 멈춤없이 지속적으로 가슴 압박을 한다. 분당 8~10회로 호흡을 준다. 2분마다 리듬을 확인한다.

(From: 2005 American Heart Association Guidelines for Cardiopulmonary Resuscitation and Emergency Cardiovascular Care. Circulation 2005 112(Suppl I): IV-59, © 2005 American Heart Association, with permission.)

느린맥 알고리즘

1

느린맥

심박동수 분당 60회 미만 및 임상적 상태에 불충분

2

- **기도** 개방 유지; 필요한 경우 **호흡** 보조
- **산소** 투여
- 심전도(리듬 확인), 혈압, 산소포화도 감시
- 정맥투여라인 확보

3

느린맥으로 인한 관류 저하의 증상 또는 징후가 있는가?

(예; 정신상태의 급성 변화, 지속적인 가슴통증, 저혈압 또는 다른 쇼크 징후)

관류가 충분한 경우 → **4a**

관류가 충분하지 않은 경우 → **4**

4a

관찰/감시

4

- **경피적 인공 심박동기를 준비**; 고도 차단의 경우 지체없이 사용(2형 2도 차단 또는 3도 방실차단)
- 인공 심박동기를 준비하는 동안 **아트로핀**을 고려. 총 3 mg까지 반복 가능. 효과가 없는 경우 심박동기를 시작.
- 인공 심박동기를 준비하거나 심박동기가 효과가 없는 경우 **에피네프린**(2~10 μg/min) 또는 **도파민**(2~10 μg/kg/min) 투여를 고려

5

- **목정맥 인공 심박동기**를 준비
- 유발 요인을 치료
- 심장 전문의에 의뢰 고려

기억할 사항

- 무맥박 심정지가 발생하면 무맥박 심정지 알고리즘으로 이동
- 가능한 유발 요인을 찾아서 치료:

- **혈**량저하증	- **독**소
- **저**산소증	- **심**장눌림증
- **수**소 이온 (산증)	- **긴**장성 공기가슴증
- **저**/고칼륨혈증	- **혈**전 (심장동맥 또는 폐동맥)
- **저**혈당증	- **외**상 (혈량저하증, 머리속압력 상승)
- **저**체온증	

(From: 2005 American Heart Association Guidelines for Cardiopulmonary Resuscitation and Emergency Cardiovascular Care. Circulation 2005 112(Suppl I): IV-68, © 2005 American Heart Association, with permission.)

메모

빠른맥 알고리즘

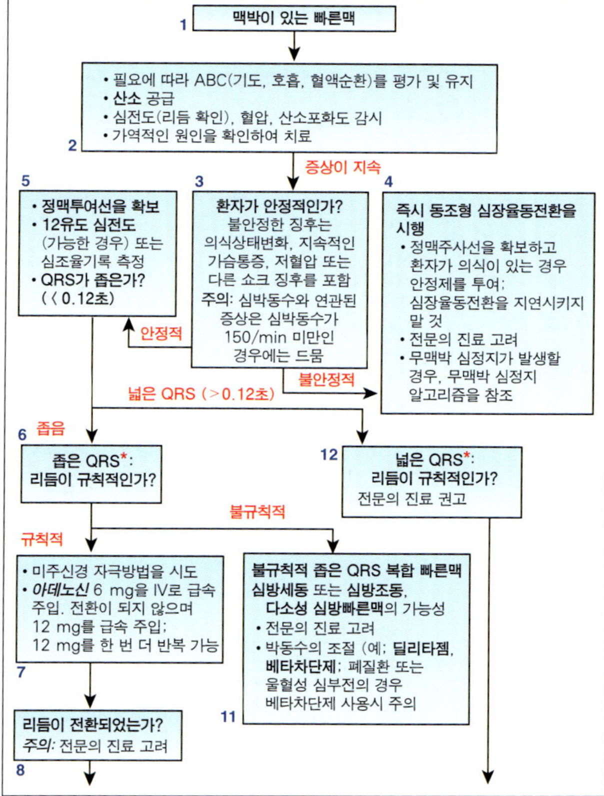
1 맥박이 있는 빠른맥
2 • 필요에 따라 ABC(기도, 호흡, 혈액순환)를 평가 및 유지
• 산소 공급
• 심전도(리듬 확인), 혈압, 산소포화도 감시
• 가역적인 원인을 확인하여 치료
증상이 지속
3 환자가 안정적인가?
불안정한 징후는 의식상태변화, 지속적인 가슴통증, 저혈압 또는 다른 쇼크 징후를 포함
주의: 심박동수와 연관된 증상은 심박동수가 150/min 미만인 경우에는 드뭄
안정적
불안정적
4 즉시 동조형 심장율동전환을 시행
• 정맥주사선을 확보하고 환자가 의식이 있는 경우 안정제를 투여; 심장율동전환을 지연시키지 말 것
• 전문의 진료 고려
• 무맥박 심정지가 발생할 경우, 무맥박 심정지 알고리즘을 참조
5 • 정맥투여선을 확보
• 12유도 심전도 (가능한 경우) 또는 심조율기록 측정
• QRS가 좁은가? (〈 0.12초)
넓은 QRS (>0.12초)
좁음
6 좁은 QRS*: 리듬이 규칙적인가?
12 넓은 QRS*: 리듬이 규칙적인가?
전문의 진료 권고
규칙적
불규칙적
7 • 미주신경 자극방법을 시도
• 아데노신 6 mg을 IV로 급속 주입. 전환이 되지 않으며 12 mg를 급속 주입; 12 mg를 한 번 더 반복 가능
8 리듬이 전환되었는가?
주의: 전문의 진료 고려
11 불규칙적 좁은 QRS 복합 빠른맥
심방세동 또는 심방조동, 다소성 심방빠른맥의 가능성
• 전문의 진료 고려
• 박동수의 조절 (예; 딜리타젬, 베타차단제; 폐질환 또는 울혈성 심부전의 경우 베타차단제 사용시 주의

전환이 됨

전환이 안 됨

리듬이 전환되면 회귀성 심실위빠른맥의 가능성:
- 재발의 관찰
- 재발 시 아데노신 또는 장기작용 방실차단제 (예: **딜리타젬, 베타차단제**)

9

리듬이 전환되지 않으면 심방조동, 이소성 심방빠른맥 또는 방실경계빠른맥의 가능성:
- 박동수의 조절(예: **딜리타젬, 베타차단제**; 폐질환 또는 울혈성 심부전의 경우 베타차단제 사용시 주의
- 기저 원인의 치료
- 전문의 진료 고려

10

규칙적

불규칙적

13

심실빠른맥이거나 불특정한 리듬인 경우:
- **아미오다론** 150 mg IV, 10분간 투여, 필요에 따라 24시간에 최대 2.2 g까지 반복
- 예정 **동조형 심장율동전환**을 준비

이소성 심실위빠른맥의 경우
- **아데노신** 투여 (박스7로 이동)

14

이소성 심방세동의 경우:
- 불규칙적인 좁은 QRS 복합 빠른맥 참조 (박스11)

조기흥분성 심방세동의 경우 (심방세동 + 월프파킨슨화이트증후군)
- 전문의 진료 권고
- 방실차단제 금기(예: **아데노신, 디곡신, 딜리타젬, 베라파밀**)
- 항부정맥제 고려(예: **아미오다론** 150 mg IV, 10분간)

재발성 다형성 심실빠른맥의 경우, 전문의 진료를 받음

비정형심실빠른맥(torsades de pointes)의 경우
마그네슘 투여 (**초기 용량 1~2g을 5~60분간 투여 후 지속적 주입**)

평가 도중
- 가능한 경우 기도 및 혈관을 고정 및 확인
- 전문의 진료 고려
- 심장율동전환을 준비

유발 요인을 치료:
- **혈량저하증**
- **저산소증**
- **수소 이온** (산증)
- **저/고칼륨혈증**
- **저혈당증**
- **저체온증**
- **독소**
- **심장눌림증**
- **긴장성 공기가슴증**
- **혈전**(심장동맥 또는 폐동맥)
- **외상**(혈량저하증)

* **주의**: 환자가 불안정해지면 박스4로 이동.

(From: 2005 American Heart Association Guidelines for Cardiopulmonary Resuscitation and Emergency Cardiovascular Care. Circulation 2005 112(Suppl I): IV-70, © 2005 American Heart Association, with permission.)

가슴 불편감/허혈 알고리즘

1 허혈을 시사하는 가슴 불편감

↓

2 **응급 평가 및 관리, 병원 준비:**

- ABC(기도, 호흡, 혈액순환)를 감시 및 유지. 심폐소생술 및 제세동기 사용 준비
- 필요한 경우 산소, 아스피린, 니트로글리세린, 모르핀 투여
- 가능한 경우 12유도 심전도를 검사; ST상승이 있는 경우:
  - 이송될 병원에 심전도 검사 결과를 통보
  - 섬유소용해 체크리스트를 시작
- ST 상승 심근경색(STEMI)에 대응하기 위한 병원 장비 사용을 위해 병원에 통보

↓

3

즉각적인 응급 평가 (10분 이내)

- 생체 징후 확인; 산소포화도 평가
- 정맥주사선 확보
- 12유도 심전도를 검사 및 리뷰
- 간단한 병력 및 이학적 검사 시행
- 섬유소용해 체크리스트를 확인; 금기증 확인
- 초기 심장효소 수치, 전해질 및 혈액응고 검사를 시행
- 이동형 가슴 X-ray 검사 (30분 이내)

즉각적인 응급실 일반 치료

- **산소**를 분당 4 L/min로 투여; 산소포화도 90% 이상 유지
- **아스피린** 160~325 mg (응급구조사가 투여하지 않은 경우)
- **니트로글리세린** 설하, 스프레이 또는 정맥투여
- 니트로글리세린에 의해 통증이 완화되지 않는 경우 **모르핀** 정맥투여

↓

4 초기 12유도 심전도를 리뷰

↓

5 ST상승 또는 새롭거나 새로운 것으로 추정되는 왼다발갈래차단: 손상을 강하게 의심
STEMI (ST 상승 심근경색)

9 ST하강 또는 동적 T파 역전: 허혈을 강하게 의심
고위험 불안정 협심증(UA)/비 ST상승 심근경색(NSTEMI)

13 ST분절 또는 T파의 정상 또는 비진단적 변화
중등도/저위험 불안정 협심증(UA)

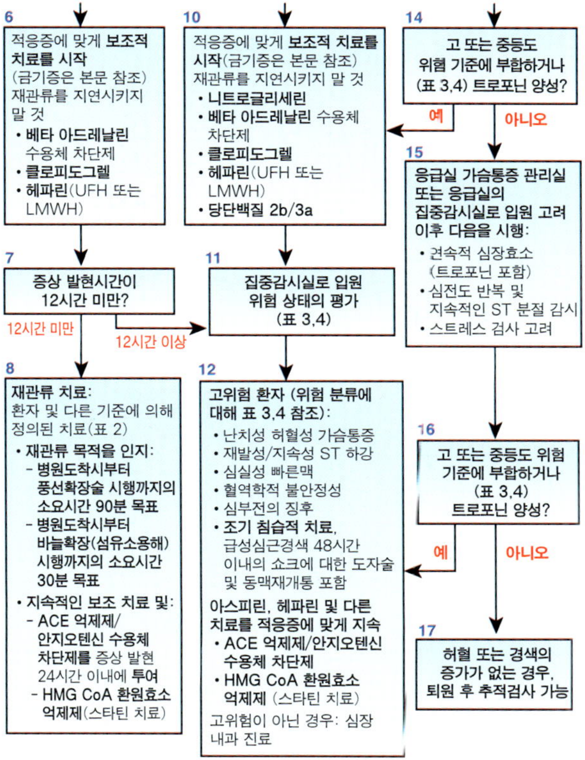

(From: 2005 American Heart Association Guidelines for Cardiopulmonary Resuscitation and Emergency Cardiovascular Care. Circulation 2005 112(Suppl I): IV-90, © 2005 American Heart Association, with permission.)

신생아 평가

생체 징후

정상 생체 징후(Normal vital signs)

출생 시 체중 (g)	수축 기압	이완 기압	심박동수	호흡수	동맥혈 산소포화도
500–700	50–60	26–36	120–170	30–60	88–94%
700–1000	48–58	24–36			
1000–1500	47–58	25–35			
1500–2000	47–60	23–35			
2000–3000	51–72	27–46			
만삭	64–72	50–55			

신생아 동맥혈가스(neonatal arterial blood gas values)

pH: 7.30–7.45
$paCO_2$: 35–45 mmHg
PaO_2: 50–70 mmHg
HCO_3^-: 20–26 mEq/L

아프가(Apgar) 점수

닥터 버지니아 아프가의 이름을 딴 아프가 점수는 출생 시의 억압 정도를 빠르게 평가할 수 있으며 출생 후 1분과 5분에 시행한다. 아프가 점수는 **A**ppearance(외형), **P**ulse(맥박), **G**ramice(찡그림), **A**ctivity(활동성) 및 **R**espiration(호흡)의 첫 글자를 딴 것이다.

Appearance(외형)		1분	5분
분홍색 체간 및 사지	2		
분홍색 체간과 청색 사지	1		
전신의 청색증	0		

Pulse(맥박)		1분	5분
맥박 > 100	2		
맥박 < 100	1		
소실	0		
Gramice(찡그림) (반사, 과민성)		1분	5분
활동적, 움직임, 울음	2		
자극을 주면 찡그리거나 인상씀	1		
자극에 대한 반응이 없음	0		
Activity(활동성)		1분	5분
활발하게 움직이며 사지 폄 시 저항	2		
제한적으로 움직이며 사지의 약간의 굽힘	1		
축 늘어짐	0		
Respiration(호흡)		1분	5분
울고, 빠르게 호흡	2		
불규칙, 위약, 저환기	1		
소실	0		
총점			
8–10 정상, 4–6 중등도 억압, 0–3 즉각적인 소생술을 요함			

Ballard 재태 연령 평가

신경근육 성숙(Neuromuscular maturity)

신경근육 성숙 징후	점수(score)			
	-1	0	1	2
자세				
손목굽힘	-90°	90°	60°	45°
팔반동		180°	140°- 180°	110°- 140°
오금각	180°	160°	140°	120°
스카프 징후				
발뒤꿈치 뒤 닿기				

점수(score) 3	4	5	점수 기록
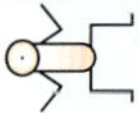	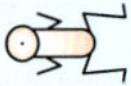		
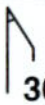 30°	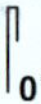 0°		
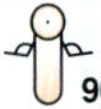 90°-110°	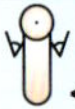 <90°		
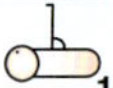 100°	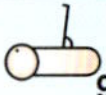 90°	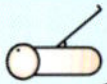 <90°	
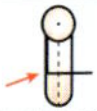	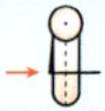		
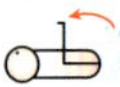	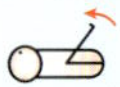		
		전체 신경근육 성숙도 점수	

점수

신경근육:

신체:

총점:

성숙도

점수	주수
-10	20
-5	22
0	24
5	26
10	28
15	30
20	32
25	34
30	36
35	38
40	40
45	42
50	44

신체 성숙(Physical maturity)

신체 성숙 징후	점수(score)			
	-1	0	1	2
피부	끈적, 유악, 투명	아교모양, 붉음, 투명함	부드러운 분홍색 으로 보이는 정맥	표피 박리 및 발진, 약간의 정맥
솜털	없음	거의 없음	많음	얇음
발바닥	발뒤꿈치에서 발가락까지 40–50 mm: -1, <40 mm: -2	> 50mm, 주름 없음	희미한 붉은 자국	전방 가로주름만 존재
유방	촉지 안 됨	거의 촉지안 됨	납작한 젖꽃판, 봉오리 없음	점상 젖꽃판, 봉오리 없음
눈/귀	눈꺼풀이 약하게 닫힘: -1, 세게 닫힘: -2	눈꺼풀이 열림, 귓바퀴는 평평하며 접힌채 유지	약간 구부러진 귓바퀴; 부드러움; 느린 반동	잘 구부러진 귓바퀴; 부드럽지만 반동을 바로 함
생식기(남자)	음낭이 평평하고, 부드러움	음낭이 비어있지만 주름이 희미함	상부관에 고환, 주름은 거의 없음	고환이 내려옴, 약간의 주름
생식기(여자)	클리토리스가 두드러지며 음순은 평평함	두드러진 클리토리스 및 작은 소음순	두드러진 클리토리스 및 소음순 커짐	대음순 및 소음순이 동일하게 두드러짐

점수(score)			점수 기록
3	4	5	
균열, 창백한 부위, 정맥은 거의 없음	양피비, 심부 균열, 혈관은 없음	가죽성, 균열, 주름	
털이 없는 부위 존재	대부분 털이 없음		
전방 2/3에 주름	전체 발바닥에 주름		
융기된 젖꽃판, 3–4mm 봉오리	완전한 젖꽃판, 5–10mm 봉오리		
완전히 형성되며 견고함, 즉각적인 반동	두꺼운 연골, 귀가 딱딱함		
고환이 내려옴, 주름이 잘 잡힘	고환이 매달림, 깊은 주름		
대음순이 크고 소음순이 작음	대음순이 클리토리스와 소음순을 덮음		
		전체 신체 성숙도 점수	

점수

신경근육:

신체:

총점:

성숙도

점수	주수
-10	20
-5	22
0	24
5	26
10	28
15	30
20	32
25	34
30	36
35	38
40	40
45	42
50	44

호흡 상태 평가: Silverman 및 Andersen 척도

양상	0점	1점	2점
가슴 움직임	동일	호흡성 지연	시소 호흡
갈비사이 후퇴	없음	최소	심함
칼돌기 후퇴	없음	최소	심함
코벌렁임	없음	최소	심함
날숨시 신음	없음	청진기로 들림	들림

신생아 급성기 관리

신생아 관리의 일반적 고려사항

체온조절	■ 방사 온열기 ■ 인큐베이터 ■ 담요 ■ 머리 덮개(빵모자)
신생아 열손실	■ 방사 (신체접촉없이 열손실) ■ 전도 (접촉을 통해 표면으로의 열 전달) ■ 대류 (신생아를 지나가는 공기 흐름) ■ 증발 (피부에서 물이 증발)
환경	■ 조명 ■ 소음 ■ 인큐베이터 담요 또는 덮개
감염 조절	■ 신생아중환자실 들어가기 전에 5분 동안 손씻기 ■ 손 세척 및 알콜 손소독제 사용

신생아 급성기 관리

신생아 관리의 일반적 고려사항

	■ 신생아중환자실을 나갈 때에는 가운을 덮는다. ■ 각 환자별로 일회용 장갑을 사용한다. ■ 각 환자별로 다른 청진기를 사용한다.
신생아 황달	■ 광선치료 ■ 교환수혈 ■ 약제 (페노바비탈, 알부민)
피부관리	■ 세척시 면봉을 사용하여 피부 찰과상을 피함 ■ 경피적 감시 부위는 8시간마다 교체 ■ 정맥혈관부위는 투명한 드레싱을 사용 ■ 매우 조산인 영아는 가열된 가습

기도 관리

출생 시 흡인(Suctioning at birth)

신생아가 태변 착색이 된 경우 활발한가? (강한 호흡 노력, 근긴장도, 심박동수 100회 이상)

- 기도 흡인은 적응이 안 됨
- 신생아가 활발하지 않으면 양압환기 및 소생술을 시행하기 전에 흡인을 한다.

봉지/마스크 환기(신생아 무호흡, 헐떡거림 또는 심박동수 < 100)

- 기도를 연다
- 마스크를 코/입에 놓고 밀착한다.
- 양압 호흡을 시행하고 (30–40 cmH_2O) 100% 산소를 사용하여 초기 호흡수를 40–60/min으로 한다.
- 가슴벽 움직임 및 심박동수 반응을 평가한다.

삽관(Intubation)

- 봉지/마스크를 사용하여 100% 산소로 신생아를 환기시킨다.
- 심박동수와 SpO_2 모니터를 연결한다.
- 소침 (stylet)을 관의 끝부분에 바로 못치도록 기관내관으로 삽입한다.
- 신생아를 똑바로 누운 자세로 하고, 기도가 신전되도록 (개방) 하지만 지나치게 신전되지는 않도록 한다.
- 후두경날을 입안으로 삽입, 기도를 열고 성대를 눈으로 확인한다.
- 관의 끝이 성대를 지나면 기관내관 고정을 삽입한다.
- 기관내관을 통해 양압을 시작한다.
- 관의 위치를 확인한다.
  - 날숨끝 이산화탄소를 확인
  - 가슴 X-ray
  - 청진
  - 날숨 시 응축을 관찰
- 기관내관을 고정한다.

삽관 및 흡인 지침(Intubation and suctioning guidelines)

출생 시 체중	후두경날 크기	기관내관 크기	흡인 카테터 크기
<1000 g	0	2.5 mm	5 Fr
1000-2000 g	0	3.0 mm	6 Fr
2000-3000 g	0-1	3.5 mm	8 Fr
>3000 g	1	3.5-4.0 mm	8 Fr

신생아 소생술 알고리즘

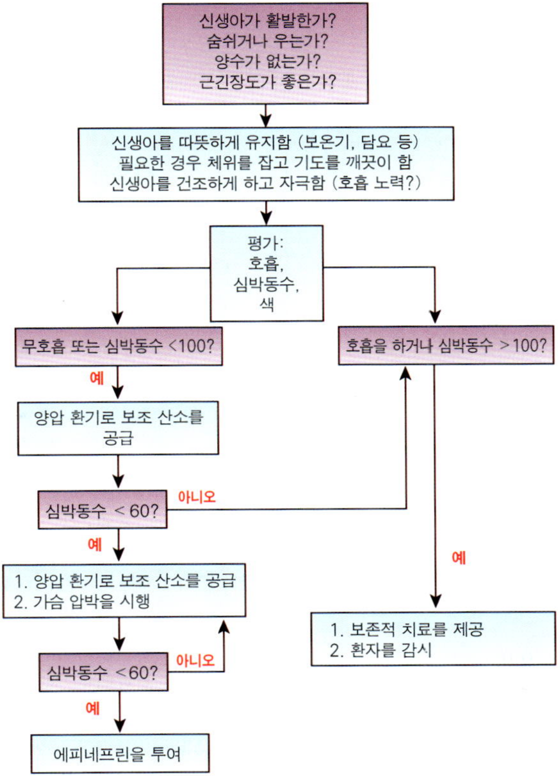
신생아가 활발한가?
숨쉬거나 우는가?
양수가 없는가?
근긴장도가 좋은가?
신생아를 따뜻하게 유지함 (보온기, 담요 등)
필요한 경우 체위를 잡고 기도를 깨끗이 함
신생아를 건조하게 하고 자극함 (호흡 노력?)
평가:
호흡,
심박동수,
색
무호흡 또는 심박동수 <100?
호흡을 하거나 심박동수 >100?
예
양압 환기로 보조 산소를 공급
심박동수 < 60?
아니오
예
1. 양압 환기로 보조 산소를 공급
2. 가슴 압박을 시행
심박동수 <60?
아니오
예
에피네프린을 투여
예
1. 보존적 치료를 제공
2. 환자를 감시

신생아 인공호흡기 관리

신생아 인공호흡기 관리 알고리즘

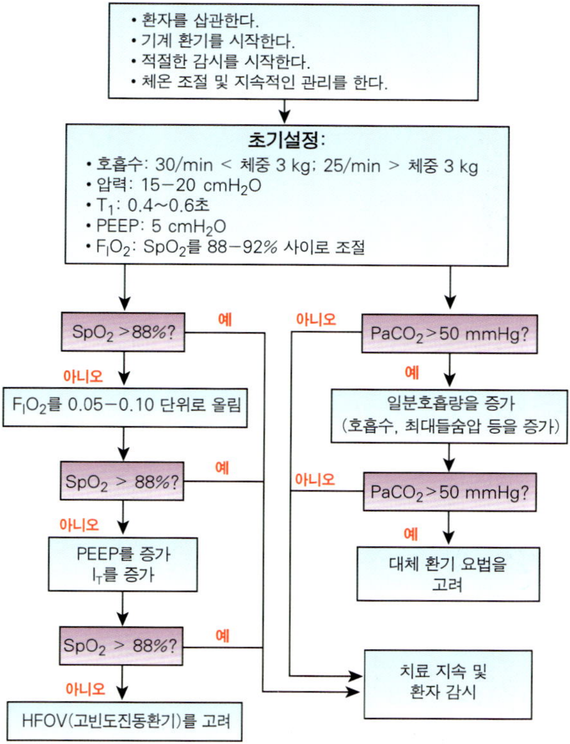

신생아 고빈도진동환기 인공호흡기 관리 알고리즘

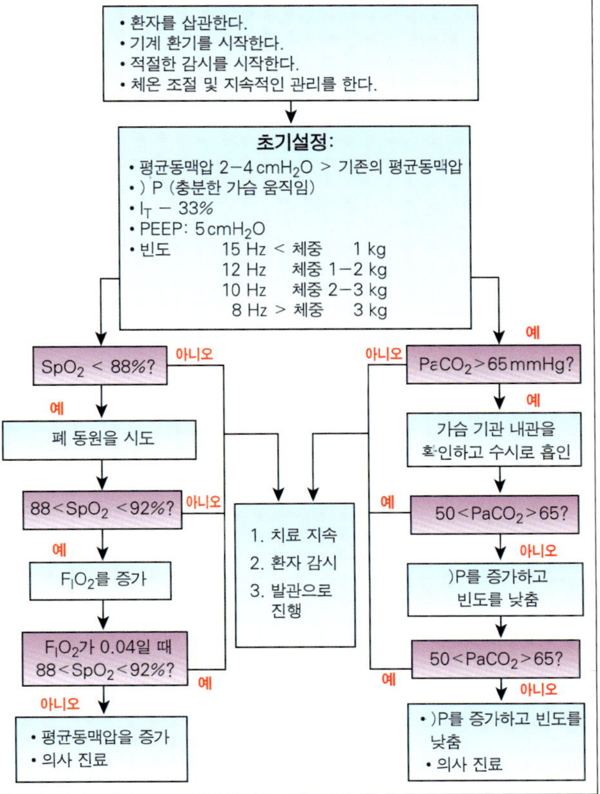

소아 호흡기 관리 과정

산소 치료

기구	신생아 유량 (L)	소아 유량 (L)	소아 SpO_2 목표치	신생아 SpO_2 목표치
코삽입관	0.25–1 L/min	1–5 /min	≥90%	88–92% 50 mmHg> PaO_2<70 mmHg
단순 마스크	사용 불가	4–8 L/min	≥90%	사용 불가
비-재호흡 마스크	사용 불가	15 L/min까지	≥90%	사용 불가
밴튜리 마스크	사용 불가	제조사별로 다름 (24~50%)	≥90%	사용 불가
후드 또는 헤드박스	>7 L/min (가열 및 가습되며 F_IO_2 및 체온 감시 동반)	>7 L/min (가열 및 가습되며 F_IO_2 및 체온 감시 동반		88–92% 50 mmHg> PaO_2<70 mmHg

소아: 무자극 분무 알고리즘

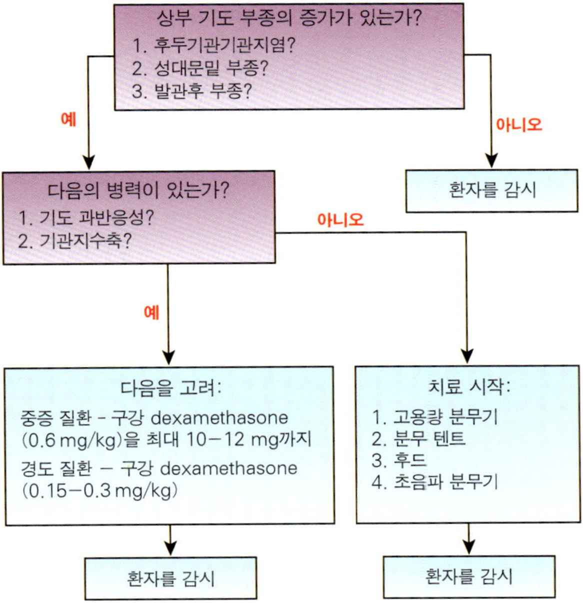

소아: 기관기확장제 투여

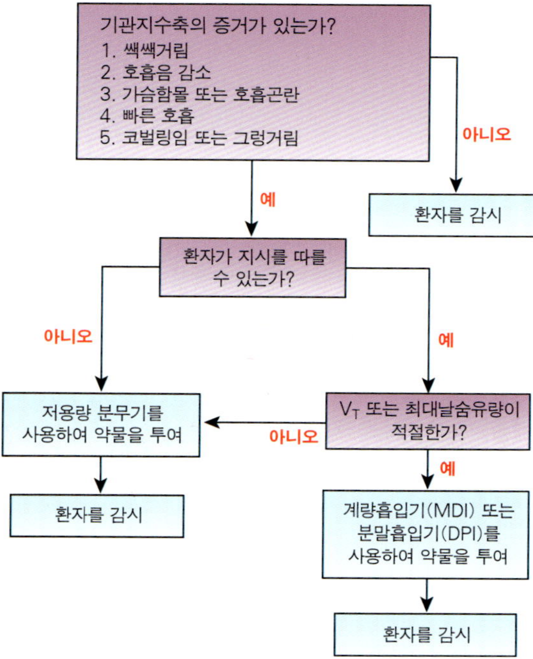
기관지수축의 증거가 있는가?
1. 쌕쌕거림
2. 호흡음 감소
3. 가슴함몰 또는 호흡곤란
4. 빠른 호흡
5. 코벌링임 또는 그렁거림
아니오
환자를 감시
예
환자가 지시를 따를 수 있는가?
아니오
예
저용량 분무기를 사용하여 약물을 투여
환자를 감시
V_T 또는 최대날숨유량이 적절한가?
아니오
예
계량흡입기(MDI) 또는 분말흡입기(DPI)를 사용하여 약물을 투여
환자를 감시

소아: 점액용해치료 알고리즘

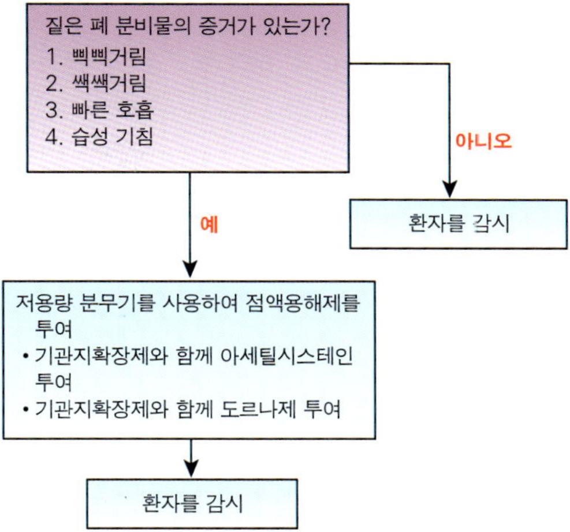

소아: 혈관수축제 투여 알고리즘

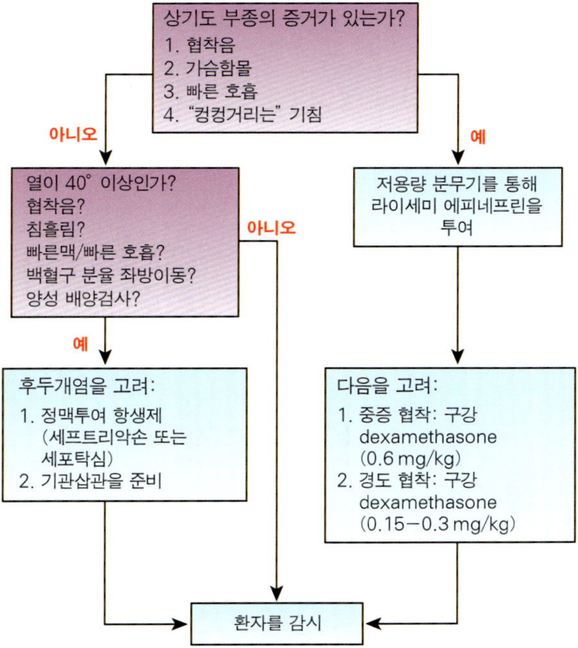

소아: 과팽창 치료 알고리즘

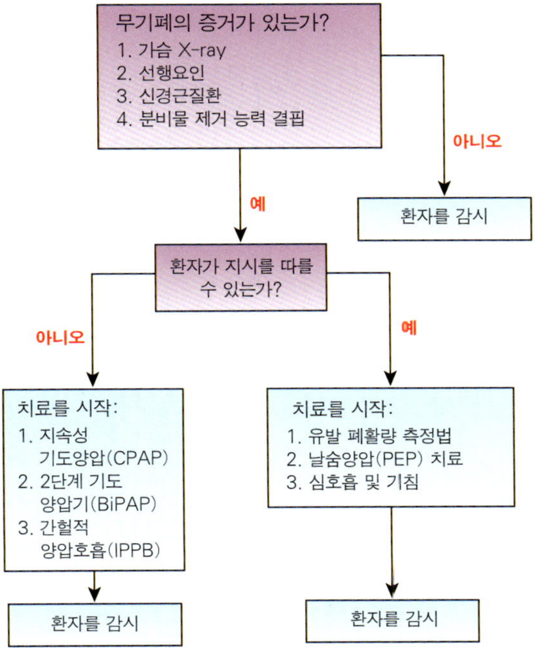

소아:분비물 이동 알고리즘

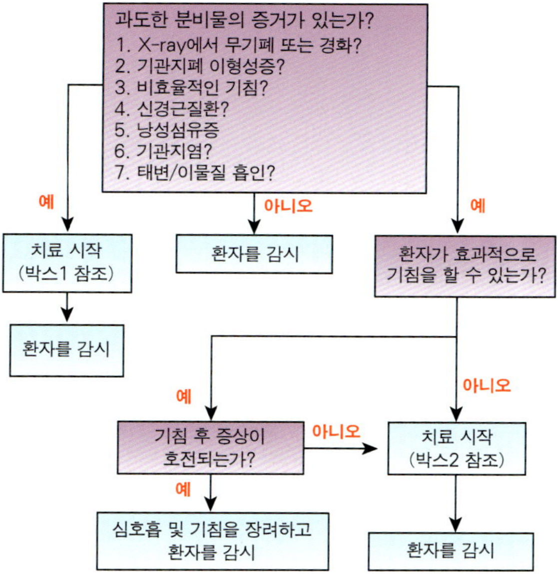

박스 1 방법

1. 날숨양압(PEP) 치료
2. 자율배출(autogenic drainage)
3. 조동 밸브(flutter valve) 치료
4. 고주파 가슴벽 진동(HFCWO)
5. 가슴 물리치료
6. 흡인 고려

박스 2 방법

1. 날숨양압(PEP) 치료
2. 조동 밸브(flutter valve) 치료
3. 심호흡 및 기침
4. 강제 날숨 방법

소아전문소생술(PALS) : CPR

중환자 관리 부분 참조.

소아: 소생술 후 관리 알고리즘

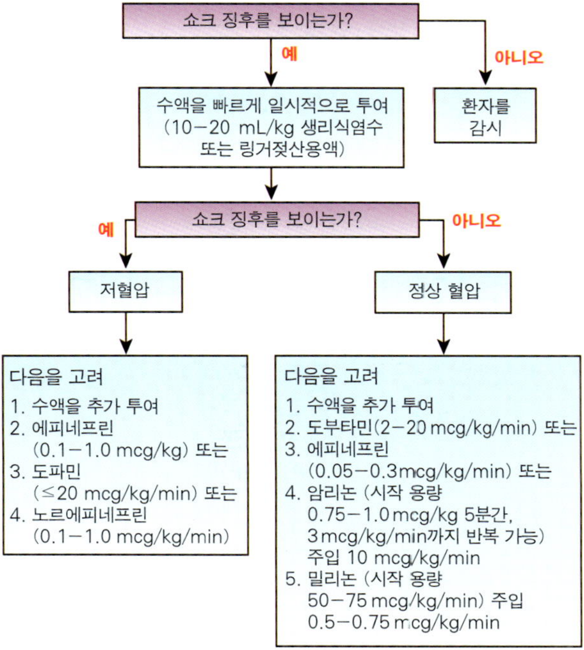

소아: 서맥 알고리즘

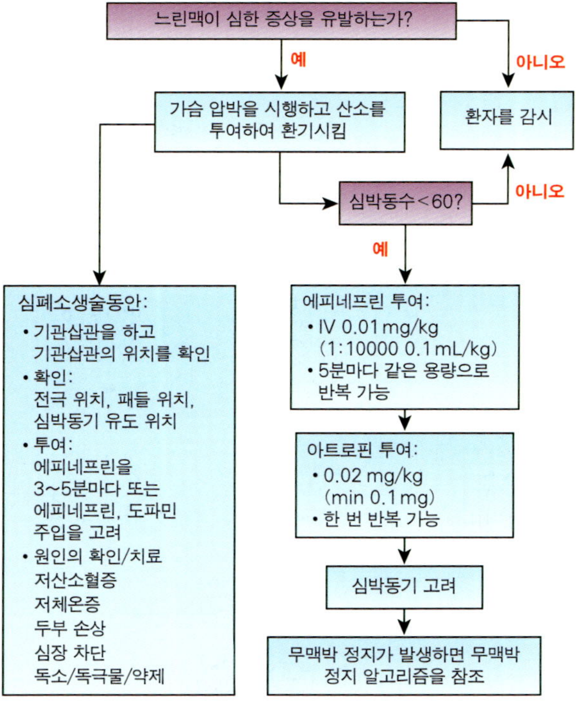
느린맥이 심한 증상을 유발하는가?
예
아니오
가슴 압박을 시행하고 산소를 투여하여 환기시킴
환자를 감시
심박동수<60?
아니오
예
심폐소생술동안:
• 기관삽관을 하고 기관삽관의 위치를 확인
• 확인: 전극 위치, 패들 위치, 심박동기 유도 위치
• 투여: 에피네프린을 3~5분마다 또는 에피네프린, 도파민 주입을 고려
• 원인의 확인/치료
저산소혈증
저체온증
두부 손상
심장 차단
독소/독극물/약제
에피네프린 투여:
• IV 0.01 mg/kg (1:10000 0.1 mL/kg)
• 5분마다 같은 용량으로 반복 가능
아트로핀 투여:
• 0.02 mg/kg (min 0.1 mg)
• 한 번 반복 가능
심박동기 고려
무맥박 정지가 발생하면 무맥박 정지 알고리즘을 참조

소아: 무맥박 정지 알고리즘

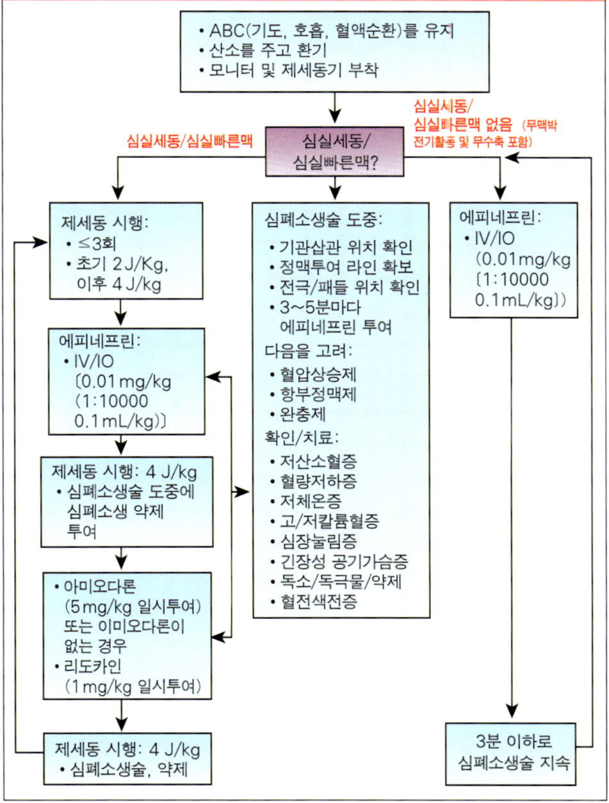

소아: 충분한 관류 동반한 빠른맥 알고리즘

- ABC(기도, 호흡, 혈액순환)를 유지
- 산소를 주고 환기
- 모니터 및 제세동기 부착
- 12유도 심전도를 검사

QRS>0.08초?

굴빠른맥?
- 이전 병력?
- P파 존재/정상?
- 심박동수가 활동에 따라 변화?
- P-R 간격은 일정하면서 R-R 간격이 변화?
- 영아(심박동수 <220/min)
- 소아(심박동수 <180/min)

심실위빠른맥?
- 이전 병력?
- P파 존재/정상?
- 심박동수가 활동에 따라 변화?
- 갑작스러운 심박동수의 변화?
- 영아(심박동수 >220/min)
- 소아(심박동수 >180/min)

평가 도중:
- 산소를 주고 환기
- ABC(기도, 호흡, 혈액순환)를 유지
- 모니터를 확인
- 전문의의 도움을 구함
- 심장율동전환을 준비

확인/치료:
- 저산소혈증
- 혈량저하증
- 저체온증
- 고/저칼륨혈증
- 심장눌림증
- 긴장성 공기가슴증
- 독소/독극물/약제
- 혈전색전증

미주신경 자극방법을 고려

- 정맥투여선을 확보
- 아데노신(0.1 mg/kg IV, 최대 6mg까지) 고려
- 용량을 두 배로 하고 빠르게 일시 주사로 한 번 더 반복 가능(최대 12 mg/kg)

심실빠른맥 가능

- 소아 심장전문의 의뢰
- 심장율동전환 (0.5–1.0 J/kg, 2 J/kg까지 가능)
- 안정제 고려
- 12유도 심전도 반복

다음을 고려:
- 아미오다론 (5 mg/kg IV, 20~60분간) 또는
- 프로케인아마이드 (15 mg/kg IV, 30~60분간) 아미오다론과 프로케인아마이드를 동시에 주지 말 것
- 리도카인 (1 mg/kg IV, 일시주사)

메모

소아: 관류 저하를 동반한 빠른맥 알고리즘

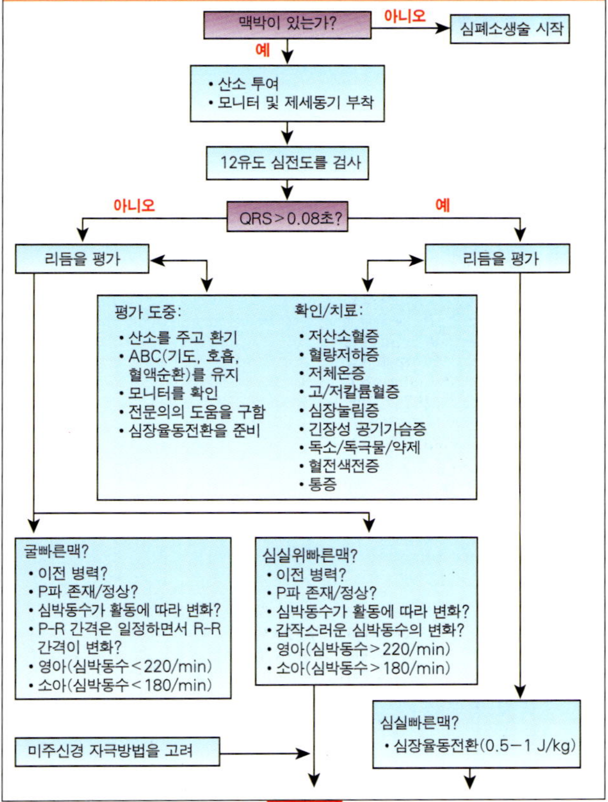

즉각적인 심장율동전환 또는 즉각적인 IV/IO 아데노신 투여:

- 심장율동전환(0.5–1 J/kg, 2 J/kg까지 가능)
- 가능하면 안정시킴
- 안정시키기 위해 심장율동전환을 지연시켜서는 안 됨

- 아데노신 〔0.1 mg/kg IV/IO, (최대 6 mg까지)〕 고려
- 용량을 두 배로 하고 빠르게 일시 주사로 한 번 더 반복 가능 (최대 12mg)

다음을 고려:

- 아미오다론 (5 mg/kg IV, 20~60분간) 또는
- 프로케인아마이드 (15 mg/kg IV, 30~60분간). 아미오다론과 프로케인아마이드를 동시에 주지 말 것
- 리도카인 〔1 mg/kg IV, 일시주사(wide complex의 경우에만)〕
- 12유도 심전도를 반복

기관지확장제

교감신경유사작용 약제

성분명(상품명)	제형	강도(용량)	부작용
albuterol sulfate (Proventil, Ventolin)	1. 계량흡입기 (MDI) 2. 흡입제 3. 시럽 4. 정제	1. 90 mcg/puff(한 번 훅 불기) (2 puffs, 하루 4회) 2. 0.5% 또는 5 mg/mL(2.5mg, 하루 4회) 3. 2 mg/5mL (0.4 mg/mL) (2–4 mg, 하루 3-4회) 4. 2 또는 4 mg(2 또는 4mg, 하루 3–4회)	떨림, 빠른맥, 두근거림, 오심, 초조, 어지럼, 빠른내성, 두통
bitolterol(Tornalate)	계량흡입기	0.37 mcg/puff (2 puff, 8시간마다)	albuterol과 동일
epinephrine (Adrenalin)	흡입액	1% 또는 10 mg/mL (2.5–5 mg, 하루 4회)	albuterol과 동일
formoterol fumarate(Foradil)	분말흡입기 (DPI)	12 mcg/puff (1 puff, 하루 2회)	albuterol과 동일
isoetharine HCl (Bronkosol, Bronkometer)	1. 흡입액 2. 계량흡입기	1. 1% 또는 10 mg/mL(2.5–5 mg, 하루 4회) 2. 340 mcg/puff (1–2 puff, 하루 4회)	albuterol과 동일

(다음 페이지에 계속)

교감신경유사작용 약제 (계속)

성분명(상품명)	제형	강도(용량)	부작용
levalbuterol (Xopenex)	1. 흡입액 2. 계량흡입기	1. 0.31, 0.63 및 1.25 mg (1.25 mg 6–8시간마다) 2. 45 mcg/puff (2puff, 4~6시간마다)	albuterol과 동일
metaproterenol sulfate (Alupent, Metaprel)	1. 계량흡입기 2. 흡입액 3. 시럽 4. 정제	1. 0.65 mcg/puff (2–3puff, 4시간마다) 2. 5% 또는 50 mg/mL (5, 10 또는 15 mg, 하루 3~4회) 3. 2 mg/mL (10mg, 하루 3~4회) 4. 10 또는 20 mg (20 mg, 하루 3~4회)	albuterol과 동일
pirbuterol (Maxair)	계량흡입기	0.2 mcg/puff (2puff, 4~6시간마다)	albuterol과 동일
racemic epinephrine (Micronefrin, Vaponefrin)	흡입액	2.25% 또는 22.5 mg/mL (5.625–11.25 mg, 하루 4회)	albuterol과 동일

(다음 페이지에 계속)

교감신경유사작용 약제 *(계속)*

성분명(상품명)	제형	강도(용량)	부작용
salmeterol (Serevent)	분말흡입기	50 mcg/puff (1puff, 하루 2회)	albuterol과 동일
terbutaline (Brethaire, Brethine, Bricanyl)	1. 계량흡입기 2. 분말흡입기	1. 25 mcg/puff (2puff, 8시간마다) 2. 50 mcg/puff (1puff, 하루 2회)	albuterol과 동일

항콜린성 약제

성분명(상품명)	제형	강도(용량)	부작용
atropine sulfate (Atropine)	흡입액	0.2% 또는 2 mg/mL (0.025 mg/kg, 하루 3~4회)	입마름, 연하곤란, 발성장애

(다음 페이지에 계속)

항콜린성 약제 *(계속)*			
성분명(상품명)	제형	강도(용량)	부작용
Ipratropium bromide (Atrovent)	1. 흡입액 2. 계량흡입기 (MDI)	1. 0.5 mg 또는 500 mcg (단위 용량) 최대 하루 4회 2. 18 mcg/puff (2puff, 하루 4회)	atropine과 동일
ipratropium bromide 및 albuterol sulfate (DuoNeb, Combivent)	1. 흡입액 2. 계량흡입기	1. 0.083% 또는 3mg Albuterol 및 0.017% 또는 0.5mg Atrovent (1단위 용량, 하루 4회) 2. 103 mcg/puff Albuterol 및 18 mcg/puff Atrovent	atropine과 동일, 추가로 어지럼, 두통, 오심, 긴장, 두근거림, 빠른맥, 빠른내성, 떨림
tiotropium bromide (Spiriva)	분말흡입기 (DPI)	18 mcg/capsule (1capsule, 하루 1회)	atropine과 동일

크산틴(Xanthine)			
성분명(상품명)	제형	강도(용량)	부작용
aminophylline (Aminophylline 100, Aminophylline 360)	1. 정제 2. 엘릭시르 3. 좌약	1. 100mg (10-12 mcg/dL 혈청농도) 2. 21mg/mL (10-12mcg/dL 혈청농도) 3. 360mg (10-12mcg/dL 혈청농도)	두통, 불안, 안절부절 못함, 떨림, 경련, 오심, 구토, 복통, 설사, 빠른호흡, 두근거림, 이뇨
theophylline (Aerolate, Slophylline, Theolair, Theo-Dur)	1. 캡슐/정제 2. 엘릭시르	1. 200 mg, 260 mg, 300 mg 및 400 mg (10-12 mcg/dL 혈청농도) 2. 10mg/mL (10-12 mcg/dL 혈청농도)	두통, 불안, 안절부절못함, 떨림, 경련, 오심, 구토, 복통, 설사, 빠른호흡, 두근거림, 이뇨

코르티코스테로이드(Corticosteroids)

폐 흡입 코르티코스테로이드

성분명(상품명)	제형	강도(용량)	부작용
beclomethasone dipropionate (Beclovent, Vanceril)	계량흡입기	42 mcg/puff (2 puff, 하루 3~4회)	입인두 진균감염, 발성장애, 연하곤란, 기침, 기관지 수축
beclomethasone dipropionate HFA (QVAR)	계량흡입기	40 mcg 및 80 mcg/puff (1−2 puff, 하루 2회)	입인두 진균감염, 발성장애, 연하곤란
budesonide (Pulmicort)	1. 분말흡입기 2. 흡입액	1. 200 mcg/cycle (1−2 puff, 하루 2회) 2. 0.25 mg/mL (0.5 mg, 하루 1회)	입인두 진균감염, 발성장애, 연하곤란, 기침, 기관지 수축
flunisolide(AeroBid)	계량흡입기	250 mcg/puff (2 puff, 하루 2회)	budesonide와 동일
flunisolide(Flovent)	1. 계량흡입기 2. 분말흡입기	1. 44, 110, 220 mcg/puff (2puff, 하루 2회) 2. 50, 100, 250 mcg/puff	budesonide와 동일
triamcinolone acetonide(Azmacort)	계량흡입기	100 mcg/puff (2 puff, 하루 3~4회)	budesonide와 동일

폐 복합제

성분명(상품명)	제형	강도(용량)	부작용
fluticasone propionate *and* salmeterol(Flovent and Serevent)	분말흡입기 (DPI)	100/50, 250/50 및 500/50 mcg/puff Flovent/Serevent (1puffs, 하루 2회)	기관지수축, 기침, 어지럼, 발성장애, 연하곤란, 두통, 초조, 입인두 진균감염, 두근거림

코안 흡입 코르티코스테로이드

성분명(상품명)	제형	강도(용량)	부작용
beclomethasone (Beconase, Vancenase)	계량흡입기 (MDI)	42 mcg/spray(분무) (콧구멍당 1번 흡입, 하루 2–4회)	접촉성 피부염, 쌕쌕거림, 코사이자극, 안압상승
budesonide (Rhinocort)	계량흡입기	32 mcg/spray (콧구멍당 2번 분무, 하루 2회)	beclomethasone과 동일
flunisolide (Nasalide)	계량흡입기	29 mcg/spray (콧구멍당 2번 분무, 하루 2회)	beclomethasone과 동일
fluticasone (Flonase)	계량흡입기	32 mcg/spray (콧구멍당 2번 분무, 하루 2회)	beclomethasone과 동일

코안 흡입 코르티코스테로이드(계속)

성분명(상품명)	제형	강도(용량)	부작용
mometasone (Nasonex)	계량흡입기	50 mcg/spray (콧구멍당 2번 분무, 하루 1회)	beclomethasone과 동일
triamcinolone acetonide (Nasacort)	계량흡입기	55 mcg/spray (콧구멍당 2번 분무, 하루 2회)	beclomethasone과 동일

비스테로이드성 천식 약제

성분명(상품명)	제형	강도(용량)	부작용
cromolyn sodium (Intal)	1. 계량흡입기 (MDI) 2. 흡입액 3. 분말흡입기 (DPI)	1. 800 mcg/puff (2 puffs, 하루 4회) 2. 20 mg/단위 용량 (1단위 용량, 하루 4회) 3. 20 mg 캡슐 (1용량, 하루 4회)	코막힘, 피부염, 기침, 쌕쌕거림, 코피
montelukast (Singulair)	정제	10 mg (1알, 하루 1회)	설사, 후두염, 인두염, 오심, 부비동염

(다음 페이지에 계속)

비스테로이드성 천식 약제 *(계속)*

성분명(상품명)	제형	강도(용량)	부작용
omalizumab (Xolair)	주사 용액	75 mg 및 150 mg 바이알 (150–375 mg 피하주사, 2–4주마다)	통증, 피로, 근골격 통증, 어지럼, 피부염
zafirlukast (Accolate)	정제	20 mg (1알, 하루 2회)	두통, 감염, 오심, 설사, 복통
zileuton(Zyflo)	정제	600 mg (1알, 하루 4회)	두통, 통증, 복통, 권태, 간효소수치 상승

거담제

성분명(상품명)	제형	강도(용량)	부작용
dornase Alfa (Pulmozyme)	흡입액	1 mg/mL (2.5mg, 하루 1회)	발성 장애, 인두염, 후두염, 발진, 기침, 가슴통증
guaifenesin (Mucinex)	정제	600 mg (1–2알, 매 12시간마다)	오심, 두근거림, 초조, 두통, 어지럼, 빠른맥, 설사

(다음 페이지에 계속)

거담제 (계속)

성분명(상품명)	제형	강도(용량)	부작용
N-acetylcysteine (Mucomyst)	흡입액	10%, 20% 용액 또는 100, 200 mg/mL [3−5 mL (20%) 또는 6−10 ml (10%), 하루 3~4회 분무]	기관지연축, 오심, 콧물, 기도폐쇄
sodium bicarbonate	흡입액	2% 또는 20 mg/mL (2−5mL, 하루 4회까지)	기관지 자극

표면활성제

성분명(상품명)	제형	강도(용량)	부작용
beractant (Survanta)	흡입액	25 mg/mL (100 mg/kg 출생 시 체중, 기관내관으로 주입)	폐탄성(압력손상), 기도폐쇄, 고 PaO_2 수치, 과환기, 무호흡, 폐출혈
colfosceril palmitate (Exosurf)	분말 (증류수에서 가공)	13.5 mg/mL (5 mL/kg 출생시 체중, 기관내관으로 주입)	beractant와 동일

흡입성 항균제

성분명(상품명)	제형	강도(용량)	부작용
pentamidine isethionate (Pentamidine)	분말을 증류수에서 흡입제로 가공	300mg (300mg 매 4주마다)	기침, 기관지 자극, 호흡곤란, 기관지연축
ribavirin (Virazole)	분말(6gm)을 증류수 30mL에서 흡입제로 가공	20mg/mL (SPAG 분무기를 이용하여 최소 3일 동안 하루 12~18시간씩 흡입)	기관지연축, 저혈압, 발진, 결막염
tobramycin (Tobi)	흡입제	300mg 단위 용량 (1단위 용량, 하루 2회 28일간. 이후 28일간 약물휴지기가 있어야 함)	기침, 후두염, 코염, 호흡곤란, 발열, 두통, 가슴통증, 혈담, 기관지 연축
zanamivir (Relenza)	분말흡입기	5mg/단위 수포 (2회 흡입, 하루 2회 5일간)	설사, 오심, 구토,기관지염, 기침, 어지럼

심장 약제

심장 배당체

성분명(상품명)	제형	강도(용량)	부작용
digoxin (Lanoxin)	캡슐	50, 100, 150, 200 mcg (조기 1.2–1.6 mg, 이후 0.05–0.3 mg, 하루 1회)	울혈성심부전 증상, 부정맥, 저혈압
digitoxin (Purodigin)	캡슐, IV 용액	50, 100, 200 mcg, 100 및 250 mcg/mL 주사용액 (0.5 mg 5분간, 이후 0.125–0.5 mg, 매일 필요 시)	digoxin과 동일

항부정맥제

성분명(상품명)	제형	강도(용량)	부작용
Class 1A			
1. disopyramide (Norpace)	1. 캡슐	1. 100 및 150 mg (초기 300 mg, 이후 150 mg, 6시간마다)	1. 입마름, 요저류

(다음 페이지에 계속)

항부정맥제 *(계속)*			
성분명(상품명)	제형	강도(용량)	부작용
Class 1A			
2. procainamide (Procanbid)	2. 정제	2. 500 mg (50 mg/kg, 매일)	2. 오심, 구토, 어지럼, 두통, 간독성
3. quinidine (Quinaglute)	3. 정제	3. 324 mg (2알 8시간마다)	3. 설사, 발진, 어지럼, 두통, 오심, 구토
Class 1B			
1. lidocaine (Xylocaine)	1. IV	1. 4%, 10%, 20%(1 mg/kg)	1. 호흡곤란, 호흡억제, 심부정맥, 저혈압
2. mexilentine (Mexitil)	2. 캡슐	2. 150, 200 및 250 mg (초기 400 mg, 이후 8시간 동안 200 mg)	2. 두근거림, 가슴통증, 오심, 구토, 어지럼, 저림감
3. tocainide (Tonocard)	3. 정제	3. 400 mg (400mg, 8시간마다)	3. 조기심실수축, 오심, 구토, 어지럼

(다음 페이지에 계속)

항부정맥제 *(계속)*			
성분명(상품명)	제형	강도(용량)	부작용
Class 1C			
1. flecainide (Tambocor) 2. propafenone (Rythmol)	1. 정제 2. 정제	1. 50 및 100 mg (50 mg 매 12시간마다) 2. 150, 225, 300 mg (150 mg 매 8시간마다)	1. 어지럼, 호흡곤란, 두통, 오심 2. 오심, 구토, 어지럼
Class 2			
1. esmolol (Brevibloc) 2. metoprolol (Lopressor) 3. nadolol (Corgard) 4. propranolol (Inderal)	1. IV 2. 정제, IV 3. 정제 4. 정제, IV	1. 10 mg/mL (1분 동안 0.05 mg 투여 이후 지속적으로 0.05 mg/kg/min 주입) 2. 20, 40, 80 및 120 mg (40–80 mg 매일) 3. 10, 20, 40, 60, 80 mg, 1 mg/mL 주사용액 (40–320 mg/day로 3~4회, IV 1 mg/10 mL로 5분간) 4. 50 mg, IV 용액 1 mg/mL (경구 50 mg, 하루 2회, IV 5 mg 5분 간격으로 15 mg까지)	1. 혼돈, 느린맥, 가슴통증, 저혈압 2. 느린맥, 피로, 우울, 침침한 시야 3. 피로, 위약, 어지럼 4. 피로, 위장관 장애, 저혈압, 어지럼

(다음 페이지에 계속)

항부정맥제 *(계속)*

성분명(상품명)	제형	강도(용량)	부작용
Class 2			
5. atenolol (Tenormin)	1. 정제, IV	5. 2mg/mL(5mg 천천히 5분간 정맥내 주입, 10분 기다리고, 다시 5분간 5mg 이차 주입)	5. 느린맥, 저혈압, 심부전, 심실위빠른맥, 심실성 빠른맥
Class 3			
1. amiodarone (Cordarone)	1. 정제, IV	1. 200mg, 50mg/mL 주사용액 (400−600mg 매일 하루 1-2회에 나눠서 경구투여, IV 150mg 10분간 정맥내 주입 후 6시간 동안 360mg, 이후 18시간 동안 145mg)	1. 어지럼, 피로, 급성호흡곤란증후군, 폐섬유증, 울혈성 심부전 증상, 오심, 구토
2. dofetilide (Tikosyn)	2. 캡슐	2. 125, 250, 500mcg (125-500mcg, 크레아티닌 제거율에 따라 하루 2회)	2. 두통, 가슴통증, 어지럼, 호흡곤란, 오심
3. ibutilide (Corvert)	3. IV	3. 0.1mg/mL 용액 (2mg 일회 주입)	3. 다형성 심실 빠른맥

(다음 페이지에 계속)

항부정맥제 *(계속)*			
성분명(상품명)	제형	강도(용량)	부작용
Class 3			
4 sotalol (Betapace)	4. 정제	4. 80, 160, 및 240 mg (80 mg, 하루 2회, 240–320 mg/day까지 증량 가능)	4. 호흡곤란, 느린맥, 피로, 어지럼, 오심, 구토
Class 4			
1. diltiazem (Cardizem)	1. 정제, IV	1. 30, 60, 90 및 120 mg, 50 mg/mL 주사용액 (경구 30–120 mg, 하루 3–4회, IV 5분간 0.25 mg/kg)	1. 방실 차단, 어지럼, 오심, 구토, 두통
2. verapamil (Calan)	2. 정제, IV	2. 40, 80, 및 120 mg, IV 2.5 mg/mL 주사용액 (경구 80 mg, 하루 3–4회, IV 5–10 mg 일시투여)	2. 두통, 어지럼, 피로, 오심

혈압상승제 및 수축촉진제

성분명(상품명)	제형	강도(용량)	부작용
dobutamine (Dobutrex)	IV	250 mg 바이알 (2–20 mcg/kg/min)	혈압 변동, 두통, 오심, 구토
dopamine (Inotropin)	IV	40 mg/mL 바이알 (저용량 1–5 mcg/kg/min, 중등도 용량 5–10 mcg/kg/min, 고용량 10–20 mcg/kg/min)	고혈압, 심장산소요구량 증가, 오심, 구토, 두통, 허혈
epinephrine (Adrenalin)	IV	1:10000 및 1:1000 (1mg 또는 10mL 1:10000)	허혈, 협심증, 빠른맥
inamrinone (Inocor)	IV	5 mg/mL 바이알 (0.75 mg/kg, 1 mg/kg를 넘지 않도록)	오심, 구토, 부정맥, 두통, 어지럼, 호흡곤란
isoproterenol (Isuprel)	IV	1:5000 앰플 (2–10 mcg/min)	초조, 두통, 어지럼, 빠른맥, 오심, 구토
milrinone (Primacor)	IV	10, 20, 또는 50 mL에 1 mg (처음에는 10분간 50 mcg/kg, 이후 0.5 mcg/kg/min)	심부정맥, 두통, 저칼륨혈증, 떨림
norepinephrine	IV	1 mg/mL 주사용액 (0.5–1.0 mcg/min)	초조, 두통, 어지럼, 빠른맥, 오심, 구토

(다음 페이지에 계속)

혈압상승제 및 수축촉진제 *(계속)*

성분명(상품명)	제형	강도(용량)	부작용
phenylephrine (Neo-Synephrine)	IV	10 mg/mL (10 mcg/kg/min)	빠른맥, 초조, 어지럼, 떨림, 호흡곤란
vasopressin (Pitressin)	IV	20 unit/min (40 unit IV)	두통, 오심, 구토, 허혈

칼슘통로차단제

성분명(상품명)	제형	강도(용량)	부작용
amlodipine (Norvasc)	정제	2.5 mg (5–10 mg, 매일)	두통, 피로, 오심, 부종
bepridil(Vascor)	정제	200, 300 mg (200–300mg 매일)	두통, 두근거림, 오심, 졸림, 초조
diltiazem(Cardizem)	정제, IV	30, 60, 90, 120 mg, 5mg/mL 주사용액 (경구 30–120 mg, 하루 3–4회, IV 5분간 0.25 mg/kg)	방실 차단, 어지럼, 오심, 구토, 두통
felodipine(Plendil)	정제	2.5 mg (2.5–5 mg 매일)	두통, 두근거림, 오심, 부종

(다음 페이지에 계속)

칼슘통로차단제 *(계속)*

성분명(상품명)	제형	강도(용량)	부작용
isradipine(DynaCirc)	정제	5 및 10 mg (5–10 mg, 매일)	두통, 어지럼, 피로
nicardipine(Cardene)	IV	2.5 mg/mL 용액(5 mg/hr 정맥투여)	두통, 저혈압, 오심
nifedipine (Procardia)	정제	10 및 20 mg (10–30 mg, 하루 3~4회)	어지럼, 홍조, 두통, 위약
nisoldipine(Sular)	정제	10, 20 30 및 40 mg (20–40 mg, 매일)	부종, 두통, 어지럼
verapamil(Isoptin)	정제	180 및 240 mg (240–480 mg, 매일)	1° 방실차단, 느린맥, 가슴통증, 어지럼

혈관확장제

성분명(상품명)	제형	강도(용량)	부작용
nesiritide (Natrecor)	IV	1.5 mg 분말을 가공 (2 mcg/kg/min 일시투여 후 0.01 mg/kg/min 투여)	저혈압, 심실성 빠른맥, 두통, 어지럼, 오심, 구토

(다음 페이지에 계속)

혈관확장제 (계속)

성분명(상품명)	제형	강도(용량)	부작용
nitroglycerin	IV, 정제	5 mg/mL 주사용액, 0.3, 0.4 및 0.6 설하제 (IV 5mcg/min, 경구 0.3–0.6 5분마다)	저혈압, 두통, 오심, 구토
sodium nitroprusside (Nitroprusside)	IV	25 mg/mL(0.1mcg/kg/min)	저혈압, 저산소성 폐혈관 수축, 두통, 오심, 구토

항응고제

성분명(상품명)	제형	강도(용량)	부작용
enoxaparin (Lovenox)	IV	100 및 150 mg/mL 주사용액 (1 mg/kg 피하, 12시간마다)	출혈, 오심
heparin sodium (Heparin)	IV	1000 Units/mL (60 Units/kg 일시투여 후 12 units/kg/hour)	출혈, 과민감성
warfarin (Coumadin)	IV, 정제	분말 가공하여 2 mg/mL, 1, 2, 2.5, 3, 4, 5, 6, 7.5, 10 mg 정제 (2.5–10 mg/day)	출혈, 과민감성

항혈소판제			
성분명(상품명)	제형	강도(용량)	부작용
abciximab (ReoPro)	IV	2 mg/mL 주사용액(0.25 mg/kg IV 10~60분간 투여 후 12시간 동안 0.125 mg/kg/min 투여)	출혈, 혈소판감소증, 저혈압, 느린맥, 오심, 구토
aspirin	정제	162 및 325 mg(162−325 mg 경구)	거식증, 오심, 복통, 알레르기 반응
clopidogrel (Plavix)	정제	75 mg(75 mg, 매일)	통증, 피로, 부종, 두통, 어지럼, 호흡곤란
dipyridamole (Persantine)	정제	25, 50, 및 75 mg (75−100 mg 경구, 하루 4회)	어지럼, 복통, 두통, 발진
eptifibatide (Integrilin)	IV	0.75 mg/mL 및 2 mg/mL 주사용액 바이알 (180 mcg/kg로 1~2분 투여 후 2 mcg/kg/min로 주사)	출혈, 알레르기 반응
ticlopidine(Ticlid)	정제	250 mg(250 mg 경구, 하루 2회)	설사, 오심, 소화불량, 발진
tirofiban (Aggrastat)	IV	12.5 mg/50 mL 주사용액 (0.4 mcg/kg IV 30분간 투여 후 0.1 mcg/kg/min 투여)	부종, 골반통, 느린맥, 어지럼

혈전용해제			
성분명(상품명)	제형	강도(용량)	부작용
alteplase (Activase)	IV	50 및 100mg 바이알 (15mg IV 1~2분간 일시투여 후 50mg로 30분, 이후 35mg로 60분간 투여)	출혈, 알레르기 반응
reteplase (Retavase)	IV	10.4Unit 분말을 가공 (10 Unit IV로 10분간, 이후 30분 후 반복)	alteplase와 동일
streptokinase	IV	250,000, 750,000 및 1,500,000 Unit 주사용액 바이알 (1,500,000 Units IV로 60분간 투여)	alteplase와 동일
tenecteplase (TNKase)	IV	50mg 분말을 10mL 증류수에 가공 (환자의 몸무게에 따라 30−50 mg)	alteplase와 동일
urokinase	IV	250,000 Unit 분말을 증류수에 가공 (막힌 혈관에 6000 Units/min 으로 투여)	alteplase와 동일

전문심장소생술 약제

성분명(상품명)	제형	강도(용량)	부작용
adenosine (Adenocard)	IV	3 mg/mL (6 mg IV 주입)	홍조, 머리가 멍함, 두통, 발한, 두근거림
amiodarone (Cordarone)	IV	50 mg/mL 주사용액 (150 mg 10분간 정맥내주입 후 6시간 동안 360 mg, 이후 18시간 동안 145 mg)	어지럼, 피로, 급성 호흡곤란증후군, 폐섬유증, 울혈성 심부전 증상, 오심, 구토
aspirin	정제	162 mg 및 325 mg (162-325 mg 경구 투여)	거식증, 오심, 복통, 알레르기 반응
atenolol (Tenormin)	IV	2mg/mL (5 mg 천천히 5분간 정맥내 주입, 10분 기다리고 다시 5분간 5 mg 이차 주입)	느린맥, 저혈압, 심부전, 심실위빠른맥, 심실성 빠른맥
atropine sulfate (Atropine)	IV	0.4 및 1.0 mg/mL (0.5－1 mg IV 매 5분마다)	심근허혈, 조기심실 수축, 방실 차단의 악화
digoxin(Lanoxin)	IV	0.1 mg/mL (10－15 mcg/kg 초기용량)	울혈성 심부전 증상, 부정맥, 저혈압
			(다음 페이지에 계속)

전문심장소생술 약제 *(계속)*

성분명(상품명)	제형	강도(용량)	부작용
diltiazem (Cardizem)	IV	5 mg/mL 주사용액 (IV 5분간 0.25 mg/kg)	방실 차단, 어지럼, 오심, 구토, 두통
dobutamine (Dobutrex)	IV	250 mg 바이알 (2–20 mcg/kg/min)	혈압 변동, 두통, 오심, 구토
dopamine (Intropin)	IV	40 mg/mL 바이알 (저용량 1–5 mcg/kg/min, 중등도 용량 5–10 mcg/kg/min, 고용량 10–20 mcg/kg/min)	고혈압, 심장산소요구량 증가, 오심, 구토, 구통, 허혈
epinephrine (Adrenalin)	IV	1:10000 및 1:1000 (1 mg 또는 10 mL 1:10000)	허혈, 협심증, 빠른맥
esmolol (Brevibloc)	IV	10mg/mL (1분 동안 0.05 mg 투여 이후 지속적으로 0.05 mg/kg/min 주입)	혼돈, 느린맥, 가슴통증, 저혈압
lidocaine (Xylocaine)	IV	4%, 10%, 20% (1 mg/kg)	호흡곤란, 호흡억제, 심부정맥, 저혈압
metoprolol (Lopressor)	IV	IV 용액 1 mg/mL (IV 5 mg 5분 간격으로 15mg까지)	피로, 위장관 장애, 저혈압, 어지럼

(다음 페이지에 계속)

전문심장소생술 약제 *(계속)*			
성분명(상품명)	제형	강도(용량)	부작용
morphine sulfate	IV	0.5 및 1.0 mg/mL (2–4 mg IV로 1~5분간)	과민감성, 호흡기 억제
nitroglycerin	IV, 정제	5 mg/mL 주사용액, 0.3, 0.4, 및 0.6 mg 설하정제 (IV 5 mcg/min, 경구 0.3–0.6 매 5분마다)	저혈압, 두통, 오심, 구토
propranolol (Inderal)	IV	IV 용액 1 mg/mL (40–320 mg/day로 3~4회, IV 1 mg/10 mL로 5분간)	피로, 위약, 어지럼
procainamide (Procanbid)	IV	100 mg/mL (20 mg/min IV 투여)	오심, 구토, 어지럼, 두통, 간독성
sodium bicarbonate	IV	4% 또는 40 mg/mL 용액 (1 mEq/kg IV 일시 투여)	대사성 산증, 저산소증, 전해질 불균형, 경련
vasopressin (Pitressin)	IV	20 units/min (40 Units IV)	두통, 오심, 구토, 허혈
verapamil(Calan)	IV	IV 2.5 mg/mL 주사용액 (IV 5–10 mg 일시 투여)	저혈압, 두통, 어지럼, 피로, 오심

정맥주사 투여하기

- 적절한 장비를 준비한다.
  - 검사용 장갑
  - 요오드 및 알콜 거즈
  - 고무 압박띠
  - IV 카테터
  - 테이프/드레싱
  - IV 관 및 IV 용액
- 환자를 위치시킨다.
- 주사 위치를 촉지한다.
- 압박띠를 감는다.
- 주사 부위를 소독한다.
- 카테터와 IV 관/용액을 무균상태로 준비한다.
- IV 카테터를 삽입한다.
  - 피가 맺히는 것을 관찰한다.
  - 카테터를 전진시킨다.
  - IV 부위 몸쪽을 압박한다.
  - IV 관 및 용액을 연결한다.
- 압박띠를 제거한다.
- 테이프/드레싱으로 IV 부위를 고정한다.
- 수액 속도를 적절하게 설정하고 감시한다.

용량 계산

비율 및 비례

$$\frac{\text{약물의 원형 용량(Original dose)}}{\text{약물의 원형 양(Amount)}} = \frac{\text{투여하고자 하는 약물 용량(Desired dose)}}{\text{구하고자 하는 약물 투여량(XAmount)}}$$

$$\text{구하고자 하는 약물 투여량 (XAmount)} = \frac{\text{투여하고자 하는 약물 용량(Desired Dose)} \times \text{약물의 원형 양(Amount)}}{\text{약물의 원형 용량(Original dose)}}$$

예제: 5 mg/mL 용액을 가지고 있다. 2.5 mg만 투여를 원할 경우 얼마나 뽑아야 하는가?

$$\frac{\text{약물의 원형 용량(Original dose)}}{\text{약물의 원형 양(Amount)}} = \frac{\text{투여하고자 하는 약물 용량(Desired dose)}}{\text{구하고자 하는 약물 투여량(XAmount)}}$$

$$\frac{5\ \text{mg}}{\text{mL}} = \frac{2.5\ \text{mg}}{\text{구하고자 하는 약물 투여량}}$$

$$\text{구하고자 하는 약물 투여량 (XAmount)} = \frac{2.5\ \text{mg}}{\frac{\text{mL}}{5.0\ \text{mg}}} = 0.5\ \text{mL}$$

용액 백분율

용액 백분율의 핵심은 mg/mL로 변환하는 것이다. 1%는 1 mg의 약물이 100 mL 용액에 녹아 있는 것과 같다.

예제:

0.5%의 용액을 가지고 있고 2.5 mg 용량이 필요하다. 얼마만큼의 용액이 필요한가?

$$0.5\% = \frac{5\ \text{gm}}{100\ \text{mL}} = \frac{0.005\ \text{gm}}{\text{mL}} = \frac{5\ \text{mg}}{\text{mL}}$$

$$\frac{\text{약물의 원형 용량(Original dose)}}{\text{약물의 원형 양(Amount)}} = \frac{\text{투여하고자 하는 약물 용량(Desired dose)}}{\text{구하고자 하는 약물 투여량(XAmount)}}$$

$$\frac{5\ \text{mg}}{\text{mL}} = \frac{2.5\ \text{mg}}{\text{구하고자 하는 약물 투여량(XAmount)}}$$

$$\text{구하고자 하는 약물 투여량 (XAmount)} = \frac{2.5\ \text{mg}}{\frac{\text{mL}}{5.0\ \text{mg}}} = 0.5\ \text{mL}$$

자주 사용하는 전화번호	
경비실	
중환자실	
응급실	
응급실(직통)	
심장집중관리실	
신생아집중관리실	
소아집중관리실	
외래관리 (원격심전도)	
폐기능검사실	
수술실	
외래수술실	
심장내과/심장초음파실	
X-ray	
방사선실	
약국	
실험실	
미생물검사실	
병리교실	
물리치료실	
작업치료실	
감염관리실	
주사실	
내과병동	
암병동	
정신과병동	
정형외과병동	
소아과병동	
수술병동	

자주 사용하는 전화번호 (계속)

산부인과/산후조리실	
의공학실	
안내데스크	
입원담당	
중앙공급실	
예배실	
고객센터	
사회사업실	
도서관	
관리실	
직원건강실	
인사부	
기타	
기타	

의사 연락처

이름	
전공	
사무실/핸드폰	
이름	
전공	
사무실/핸드폰	
이름	
전공	
사무실/핸드폰	

의사 연락처 *(계속)*

이름	
전공	
사무실/핸드폰	
이름	
전공	
사무실/핸드폰	
이름	
전공	
사무실/핸드폰	
이름	
전공	
사무실/핸드폰	
이름	
전공	
사무실/핸드폰	
이름	
전공	
사무실/핸드폰	
이름	
전공	
사무실/핸드폰	

의사 연락처 *(계속)*	
이름	
전공	
사무실/핸드폰	

진료 의뢰서		
의사:	사무실 전화:	핸드폰:
전공:		
환자명		
날짜/시간		
생체 징후	심박동수 호흡수 혈압 체온 산소포화도	
산소화	PaO_2 Q_S/Q_T PaO_2/F_IO_2 F_IO_2/유량	
환기	V_E V_T 호흡수 빠르고 얕은 호흡 지표 V_D/V_T	
호흡음		
동맥혈가스	pH $PaCO_2$ HCO_3^- PaO_2 SaO_2 Hb	
가슴 X-ray		
인공호흡기 설정	모드 횟수/Hz PIP/△P PEEP/MAP PS V_T F_IO_2 T_I T_E 흡기 : 호기 V_E	
주의		
제안		
지시 변경		

자주 사용되는 가정용 기구 회사	
성함	
주소	
전화/팩스	
연락할 사람	
제공되는 서비스	산소 □ 분무기 □ 지속성 기도양압 □ 무호흡 감시 □ 가정용 인공호흡기 □
성함	
주소	
전화/팩스	
연락할 사람	
제공되는 서비스	산소 □ 분무기 □ 지속성 기도양압 □ 무호흡 감시 □ 가정용 인공호흡기 □

자주 사용되는 가정용 기구 회사 *(계속)*	
성함	
주소	
전화/팩스	
연락할 사람	
제공되는 서비스	산소 ☐ 분무기 ☐ 지속성 기도양압 ☐ 무호흡 감시 ☐ 가정용 인공호흡기 ☐
성함	
주소	
전화/팩스	
연락할 사람	
제공되는 서비스	산소 ☐ 분무기 ☐ 지속성 기도양압 ☐ 무호흡 감시 ☐ 가정용 인공호흡기 ☐

자주 사용되는 가정용 기구 회사 *(계속)*

성함			
주소			
전화/팩스			
연락할 사람			
제공되는 서비스	산소 ☐ 분무기 ☐ 지속성 기도양압 ☐ 무호흡 감시 ☐ 가정용 인공호흡기 ☐		
성함			
주소			
전화/팩스			
연락할 사람			
제공되는 서비스	산소 ☐ 분무기 ☐ 지속성 기도양압 ☐ 무호흡 감시 ☐ 가정용 인공호흡기 ☐		

자주 사용되는 가정용 기구 회사 *(계속)*		
성함		
주소		
전화/팩스		
연락할 사람		
제공되는 서비스 산소 ☐ 분무기 ☐ 지속성 기도양압 ☐ 무호흡 감시 ☐ 가정용 인공호흡기 ☐		
성함		
주소		
전화/팩스		
연락할 사람		
제공되는 서비스 산소 ☐ 분무기 ☐ 지속성 기도양압 ☐ 무호흡 감시 ☐ 가정용 인공호흡기 ☐		

가정관리 의뢰서

환자명	
환자 생년월일	
환자 주소	
환자 전화번호	- 집 - 핸드폰
환자 주민등록번호	
처방 의사	
환자 진단명	폐심장, 울혈성 심부전 또는 적혈구과다증의 병력 예 □ 아니오□
실내공기 산소포화도	
운동치료실 공기 산소포화도	
야간실내공기 산소포화도	
혈액가스결과	pH $PaCO_2$ HCO_3^- PaO_2 SaO_2 F_IO_2/유량:
산소투여 시 산소포화도	% 기구: 유량/F_IO_2:
산소 의뢰?	예 □ 아니오 □ 산소 처방:
분무기 의뢰?	예 □ 아니오 □ 약제: 빈도:
지속성 기도양압 의뢰?	예 □ 아니오 □ 수면다원검사 시행 날짜: 수면다원검사 결과: 지속성 기도양압 압력: 2단계 기도 양압기: 램프(ramp): 가열된 가습 처방? 예 □ 아니오 □

스케줄 계획표 월 ________

전문심장소생술		신생아소생프로그램		기타		기타
소아전문소생술		심폐소생술		기타		기타

스케줄 계획표		월 ________	
전문심장소생술	신생아소생프로그램	기타	기타
소아전문소생술	심폐소생술	기타	기타

행사 스케줄 (프로젝트, 학기 논문, 검사, 세미나, 수업 등)

날짜/시간	행사	세부사항

자주 사용되는 공식

생리학

산소화(Oxygenation)

$$CvO_2 = SvO_2\,(1.34 \times Hb) + (PvO_2 \times 0.003)$$

$$O_2ER = \frac{CaO_2 - CvO_2}{CaO_2}$$

$$Q_s/Q_T = \frac{CcO_2 - CaO_2}{CcO_2 - CvO_2}$$

$$CaO_2 = SaO_2\,(Hb \times 1.34) + (PaO_2 \times 0.003)$$

$$DO_2 = Q_T \times (CaO_2 \times 10)$$

$$VO_2 = Q_T\,(Ca\text{-}vO_2 \times 10)$$

$$P_AO_2 = F_IO_2\,(P_B - 47\ \text{mmHg}) - \frac{PaCO_2}{0.8}$$

$$CcO_2 = 1.0\,(Hb \times 1.34) + (P_AO_2 \times 0.003)$$

환기(Ventilation)

$$RSBI = \frac{f}{V_T}$$

$$V_E = V_T \times f$$

해부학적 사강 추정:

$$V_D = 1\ \text{mL} \times 체중\ (\text{lb})$$

보어의 등식 (사강 대 일회호흡량의 비율):

$$V_D\ V_T = \frac{PaCO_2 - P_ECO_2}{PaCO_2}$$

폐포 환기:

$$V_A = (V_D / V_T \times V_T)f$$

정적 탄성 : $C_{ST} = \dfrac{\text{보정된 } V_T}{\text{정점유지 압력} - PEEP}$

동적 탄성 : $C_{DYN} = \dfrac{\text{보정된 } V_T}{\text{최대 압력} - PEEP}$

혈역학(Hemodynamics)

$$SVI = \frac{SV}{BSA}$$

$$CI = \frac{CO}{BSA}$$

$$RVSWI = SVI \times (PA - CVP) \times 0.013\ gm/mL$$

$$LVSWI = SVI \times (MAP - PCWP) \times 0.013\ gm/mL$$

$$PVR = \frac{PA - PCWP}{CO} \times 80$$

혈액 가스 공식(blood gas formulas)

음이온 간격: $AG = Na^+ - (Cl^- + HCO_3^-)$
Winter's 공식: $PaCO_2 = 1.5(HCO_3^-) + 8(\pm 2)$
델타 간격: 보정된 $HCO_3^- = [HCO_3^- + (AG - 12)]$
대사성 산증 ($PaCO_2$ 기대치): $PaCO_2 = 0.9(HCO_3^-) + 9$

영양(Nutritional)

$$\text{체질량지수} = \frac{\text{체중 (파운드)}}{\text{신장 (인치)제곱}} \times 703$$

$$\text{음이온 간격} = (Na^+ + K^+) - (Cl^- + HCO_3^-)$$

장비 계산

산소 실린더 지속시간(Cylinder duration)

$$\text{“E” 실린더 시간} = \frac{0.28\,[\text{압력(psi)}]}{\text{L/min}}$$

$$\text{“H” 실린더 시간} = \frac{3.14\,[\text{압력(psi)}]}{\text{L/min}}$$

액체 산소 시스템(Liquid system)

지속시간 (분) =

$$\frac{0.8\ (\text{무게}-\text{빈 무게}) \times 343\ \text{L/Lb 액체산소}}{\text{유속 (L/min)}}$$

약제

비율 및 비례:

$$\frac{\text{약물의 원형 용량(Original Dose)}}{\text{약물의 원형 양 (Amount)}} = \frac{\text{투여하고자 하는 약물 용량 (Desired Dose)}}{\text{구하고자 하는 약물 투여량 (XAmount)}}$$

퍼센트 용액을 mg/mL로 변환:

$$0.5\% = \frac{5\ \text{gm}}{100\ \text{mL}} = \frac{0.005\ \text{gm}}{\text{mL}} = \frac{5\ \text{mg}}{\text{mL}}$$

흔한 약어

ABG	Arterial Blood Gas	동맥혈가스
ac	Before Meals	식전
ACS	Acute Coronary Syndrome	급성심장동맥증후군
ADLs	Activities of Daily Living	일상생활활동
AF	Atrial Fibrillation	심방세동
AFB	Acid Fast Bacillus	항산막대균
ALS	Amyotrophic Lateral Sclerosis	근육위축가쪽경화증
AMA	Against Medical Advice	의학적 권고에 반함(자의)
AMI	Acute Myocardial Infarction	급성심근경색
ANT	Anterior	전방
A-P	Anterior -Posterior	전후방
ARDS	Adult Respiratory Distress Syndrome	급성 호흡곤란증후군
ARF	Acute Respiratory Failure	급성호흡부전
ASD	Atrial Septal Defect	심방사이막결손
AV	Atrioventricular	방실
BE	Base Excess	염기과다
BBB	Bundle Branch Block	다발갈래차단
bid	Twice Daily	하루 2회
BiPAP	Bi-Level Positive Airway Pressure	2단계 기도 양압기
BMR	Basal Metabolic Rate	기초대사율
BP	Blood Pressure	혈압
bpm	Beats Per Minute	분당 박동수
BS	Breath Sounds	호흡음
BSA	Body Surface Area	체표면
BUN	Blood Urea Nitrogen	혈액요소질소

c	With	~를 동반한
CA	Cancer	암
CABG	Coronary Artery Bypass Graft	심장동맥우회술
CAD	Coronary Artery Disease	심장동맥질환
CBC	Complete Blood Count	전혈구계산치
CHF	Congestive Heart Failure	울혈성심부전
CHO	Carbohydrate	탄수화물
CMV	Continuous Mechanical Ventilation	지속적 기계환기
CNS	Central Nervous System	중추신경계
CO	Cardiac Output	심박출량
COPD	Chronic Obstructive Pulmonary Disease	만성폐쇄성폐질환
CPR	Cardiopulmonary Resuscitation	심폐소생술
CPT	Chest Physiotherapy	호흡 물리치료
C&S	Culture and Sensitivity	배양 및 감수성
CSF	Cerebral Spinal Fluid	뇌척수액
CT	Computerized Tomography	전산화단층촬영술
CVA	Cardiovascular Accident	심혈관질환
CVP	Central Venous Pressure	중심정맥압
CW	Chest Wall	가슴벽
CXR	Chest X-Ray	가슴 X-ray
DC	Discontinue	중단
DIC	Disseminated Intravascular Coagulation	파종성 혈관내응고
D_LCO	Single Breath Carbon Monoxide Diffusing Capacity	폐의 일산화탄소 확산능력
DNR	Do Not Resuscitate	심폐소생술 거부
DOA	Dead on Arrival	도착 시 사망

DOB	Date of Birth	생년월일
DOE	Dyspnea on Exertion	운동성 호흡곤란
DTs	Delirium Tremens	진전섬망
Dx	Diagnosis	진단
ECF	Extended Care Facility	요양재활시설
ECG	Electrocardiogram	심전도
ECHO	Echocardiogram	심초음파
ECMO	Extracorporeal Membrane Oxygenation	체외 막형 산소화
EEG	Electroencephalogram	뇌파
EENT	Eyes Ears Nose Throat	눈, 코, 입, 목
EMG	Electromyelogram	근전도
EMS	Emergency Medical Service	응급의료서비스
ENT	Ear, Nose & Throat	이비인후과
ER	Emergency Room	응급실
ESR	Erythrocyte Sedimentation Rate	적혈구침강속도
ET	Endotracheal Tube	기관내관
ETOH	Ethyl Alcohol	에틸 알콜
FUO	Fever of Unknown Origin	원인 미상의 열
Fx	Fracture	골절
g, gm	Gram	그람
GFR	Glomerular Filtration Rate	사구체여과율
GI	Gastrointestinal	위장관
gr	Grain	과립
GSW	Gun Shot Wound	총상
gtt	Drops	방울
GU	Genitourinary	비뇨생식기
GYN	Gynecology	부인과
HAV	Hepatitis A Virus	A형 간염

Hb	Hemoglobin	혈색소
HBV	Hepatitis B Virus	B형 간염
Hct	Hematocrit	적혈구용적율
HCV	Hepatitis C Virus	B형 간염
HEENT	Head Eyes Ears Nose Throat	머리, 눈, 코, 귀, 입
HIV	Human Immunodeficiency Virus	인체면역결핍바이러스
HR	Heart Rate	심박동수
hs	Hours of Sleep	자기 전
HTN	Hypertension	고혈압
Hx	History	병력
I&O	Intake and Output	섭취배설량
IABP	Intra-aortic Balloon Pump	대동맥내풍선펌프
ICP	Intracranial Pressure	머리속압력
ICU	Intensive Care Unit	집중관리실
IDDM	Insulin Dependent Diabetes Mellitus	인슐린 의존성 당뇨
IM	Intramuscular	근육내
IV	Intravenous	정맥내
JVD	Jugular Venous Distention	목정맥확장
kg	Kilogram	킬로그람
L	Liter or Left	리터 또는 좌측
LAD	Left Anterior Descending (coronary artery)	좌전하행동맥
LAT	Lateral	측면
LLL	Left Lower Lobe	왼아래엽
LOC	Level/Loss of Consciousness	의식수준
LP	Lumbar Puncture	허리천자
LUL	Left Upper Lobe	왼위엽
LV	Left Ventricle	좌심실

LVAD	Left Ventricular Assist Device	좌심실보조기구
MAP	Mean Arterial Pressure or Mean Airway Pressure	평균동맥압 또는 평균기도압
mcg	Microgram	마이크로그람
MD	Muscular Dystrophy	근디스트로피
MDI	Metered Dose Inhaler	계량흡입기
mEq	Milliequivalent	밀리그램등량
mg	Milligram	밀리그램
MI	Myocardial Infarction	심근경색
mL	Milliliter	밀리리터
mm	Millimeter	밀리미터
mmHg	Millimeters of Mercury	밀리미터 머큐리
MMR	Measles－Mumps－Rubella	홍역, 볼거리, 풍진
MRI	Magnetic Resonance Imaging	자기공명영상
MRSA	Methicillin－Resistant *Staphylococcus aureus*	메치실린 내성 *황색포도알균*
NEB	Nebulized or Nebulizer	분무기
NG	Nasogastric	코위
NGT	Nasogastric tube	코위관
NICU	Neonatal Intensive Care Unit	신생아집중관리실
NKA	No Known Allergies	알려진 알레르기 없음
NKDA	No Known Drug Allergies	알려진 약물 알레르기 없음
noc	Nocturnal	야간의
NPO	Nothing by Mouth(per os)	경구 투여 금지
NRB	Non－Rebreather	논－리브리더
OB	Obstetrics	산부인과
OD	Overdose	과용량
OR	Operating Room	수술실
OT	Occupational Therapy	작업치료

OTC	·················Over–the–Counter	일반판매(약)
P	·································Pressure	압력
p	·······································After	이후
PA	·····················Posterior–Anterior	후전방
PAC	··········Premature Atrial Complex	조기심방복합
PAR	·········Post Anesthesia Recovery	마취후 회복
PAT	···Paroxysmal Atrial Tachycardia	발작성 심방 빈맥
PDA	··········Patent Ductus Arteriosus	동맥관개존증
PE	···················Pulmonary Embolus	폐색전
PEA	········Pulseless Electrical Activity	무맥박 전기활동
PEEP	···Positive End Expiratory Pressure	날숨끝양압
PFT	···········Pulmonary Function Test	폐기능검사
PICC	···················Peripherally Inserted Central Catheter	말초에 삽입된 중심카테터
PIH	····················Pregnancy Induced Hypertension	임신성 고혈압
PMH	··················Past Medical History	과거력
PMI	···········Point of Maximal Impulse	최대박동점
PND	···Paroxysmal Nocturnal Dyspnea	발작성 야간호흡곤란
PO	······················By Mouth (per os)	경구
prn	·····························As Needed	필요에 따라
PSVT	······Paroxysmal Supraventricular Tachycardia	발작성 심실위빠른맥
PT	·····················Prothrombin Time	프로트롬빈 시간
PTT	········Partial Thromboplastin Time	부분 트롬보플라스틴 시간
PVC	···Premature Ventricular Contraction	조기심실수축
q	·······································Every	매번
qd	·····························Every Day	매일마다
qh	····························Every Hour	매시간마다

q2	Every 2 Hours	매 2시간마다
q3	Every 3 Hours	매 3시간마다
q4	Every 4 Hours	매 4시간마다
q6	Every 6 Hours	매 6시간마다
q8	Every 8 Hours	매 8시간마다
q12	Every 12 Hours	매 12시간마다
qid	Four Times Daily	하루 4회
R	Right	우측
RA	Right Atrium	우심방
RLL	Right Lower Lobe	오른아래엽
RML	Right Middle Lobe	오른중간엽
R/O	Rule Out	배제
ROM	Range of Motion	관절운동범위
RUL	Right Upper Lobe	오른위엽
Rx	Prescription	처방
s	Without	~없이
SA	Sinoatrial	굴심방
SIDS	Sudden Infant Death Syndrome	영아급사증후군
SNF	Skilled Nursing Facility	전문요양원
SOB	Short of Breath	숨가쁨
Staph	Staphylococcus	포도알균
STAT	Immediately	즉시
Strep	Streptococcus	사슬알균
Subq	Subcutaneous	피부밑
SV	Stroke Volume	일회박출량
SVR	Systemic Vascular Resistance	체혈관저항
T	Temperature	온도
T&A	Tonsillectomy and Adenoidectomy	편도절제술 및 아데노이드절제술

TB	Tuberculosis	결핵
TEE	Transesophageal Echocardiogram	경식도심초음파
TIA	Transient Ischemic Attack	일과성 허혈발작
tid	Three times daily	하루 3회
TKO	To Keep Open	열어 놓음
TLC	Total Lung Capacity	총폐용량
TPN	Total Parenteral Nutrition	완전비경구영양법
TPR	Temperature, Pulse, Respirations	체온, 맥박, 호흡
Tx	Treatment	치료
UA	Urinalysis	배뇨
URI	Upper Respiratory Infection	상부호흡기 감염
UTI	Urinary Tract Infection	비뇨기 감염
UV	Ultraviolet	자외선
VC	Vital Capacity	폐활량
VF	Ventricular Fibrillation	심실세동
V/Q Scan	Ventilation/Perfusion Scan	환기/관류 스캔
VRE	Vancomycin-Resistant Enterococcus	반코마이신 내성 장내구균
WA	While Awake	깨어있는 동안
WBC	White Blood Cell Count	백혈구수치
WNL	Within Normal Limits	정상 범위내
w/o	Without	~없이
wt	Weight	체중
yo	Year Old	세
yr	Year	년

찾아보기

【 ㅇ 】

【 ㅎ 】

【 기타 】

Davis 노트 시리즈

손안의 임상 지침서

- 당신이 필요로 하는 임상에 필수적인 정보
- 포켓 사이즈의 안전하고 효과적인 의료 전달의 도구

*Respiratory Notes*는 호흡 치료 학생과 치료사들이 빠르고 쉽게 사용할 수 있는 임상 지침서이다.

- 침상에서 자료 수집을 위한 평가 도구와 주요 양식
- 방사선학, 심전도, 혈역동학 및 폐기능검사 등의 심층 평가 도구 포함
  - 임상 절차 지침에 대한 핵심 정리
  - 약물 조회
  - 미국 호흡기 학회 임상 지침에 근거한 알고리즘
  - 전문심장소생술 알고리즘

93510

9 788972 242444

ISBN 978-89-7224-244-4

정가 18,000

Inches

Centimeters